精神科看護
THE JAPANESE JOURNAL OF PSYCHIATRIC NURSING

2014.6 CONTENTS
vol.41 通巻261号

特集

グループの力を
とらえなおそう

004 ◀ 【インタビュー】
グループの力をとらえなおす
武井麻子

012 ◀ グループの不思議
「希望を叶える会」としてのハーブティーグループ
白柿 綾

018 ◀ 精神科看護師のためのサポートグループ
自己の感情を語り, 受け入れる容れ物として
青戸由理子　大森眞澄

024 ◀ ゴールを意識したグループを
土屋 徹

028 ◀ 【座談会】
私たちの"変化"を振り返って
松岡裕美　デイケアメンバー

TOPICS

035 ◀ **精神科認定看護師制度 平成27年度改正**
一般社団法人日本精神科看護協会

REPORT

062 ◀ **ナラティヴ・アプローチの視点からとらえた浦河べてるの家における実践の意味**
白石裕子　東サトエ　田上博喜　國方弘子

連載

042 ◀ 過古のひと 夜明け前の看護譚 ②
重黒木 一

070 ◀ 喪失と再生に関する私的ノート⑥
米倉一磨

072 ◀ 土屋徹のjourney&journal㊳
土屋 徹

074 ◀ 坂田三允の漂いエッセイ㊾
坂田三允

076 ◀ 本との話◆『生活習慣病としてのうつ病』
小瀬古伸幸

058 ◀ NEXT VISION
　　　◆第19回聖路加看護学会学術大会
森田夏実

Ⅰ ◀ 形なきものとの対話㊿
竹中星郎

Ⅱ ◀ 写真館⑭◆小山田俊樹さん
大西暢夫

049 ◀ クローズアップ
医療法人慈和会 大口病院
編集部

060 ◆ 学びの広場
078 ◆ 書籍紹介
079 ◆ 次号予告・編集後記

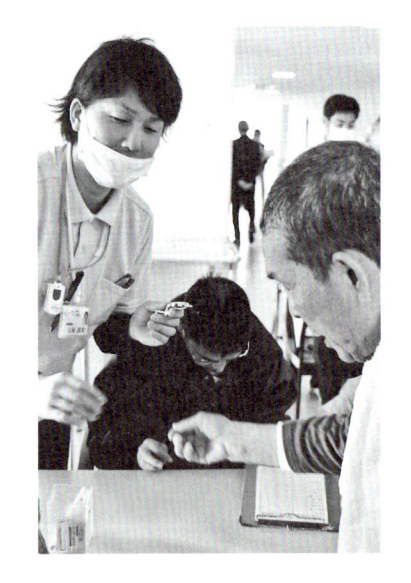

特集

グループの力を
とらえなおそう

- 【インタビュー】グループの力をとらえなおす
- グループの不思議
- 精神科看護師のためのサポートグループ
- ゴールを意識したグループを
- 【座談会】私たちの"変化"を振り返って

特集にあたって

◉ 編集部 ◉

　近年，精神科看護師がコンダクターを務めるグループの実践は増えてきている。特に，SSTや集団認知行動療法は多くの読者にとっても馴染み深いところではないだろうか。しかし，本特集で中心的に取り上げている力動的なグループ療法をはじめ，グループの種類は実に多様である。また，本特集にご登場いただいた青戸氏が語るように「コンダクターが10人いれば，10通りのグループがあってよい」のかもしれない。さらに，ことさらに「グループ」と銘打つまでもなく，精神科看護師の実践は常に病棟や「チーム」という集団のなかにあるともいえるだろう。

　しかし従来から指摘されてきたように，グループワークに対して多くの看護師はネガティヴな感情や，実践することの困難さを感じている。後者は，グループに生じる「力」や，それによって起こる「変化」のとらえがたさと関係しているだろう。また，グループにコミットする看護師は，そのなかで自ずから自身の押し殺してきた感情に気づき，それらと対峙していかなければならない。そうした意味では，看護師のもつグループへのネガティヴな感情は，グループのもつ「力」そのものに起因しているといえるかもしれない。

　本特集では，あらためて「グループの力をとらえなおす」ことを目的に，そのための方法論，実践，そして医療者を含む当事者の生の「声」をご紹介する。本特集が，グループへの新たな関心や，集団のなかにある日々の看護実践を見直すきっかけとなれば幸いである。

特集　インタビュー

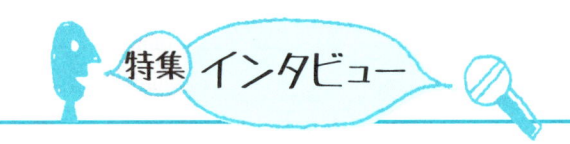

グループの力をとらえなおす

日本赤十字看護大学
教授（東京都渋谷区）
武井麻子 たけい あさこ

聞き手◆編集部

　SSTや認知行動療法をはじめ，看護師がコンダクターを務めるグループワークの実践が近年多く見られるようになってきました。そのほかにも，精神科看護師は病棟や「チーム」という集団のなかで日々看護実践を行っています。グループ（集団）のなかには常に相互的な力動が働き，そのなかで患者さんも看護師も日々「変化」しているといえるでしょう。では，そうしたグループのもつダイナミクス（力）や，そのなかで生じる変化は，どのような視点をもってとらえることができるのでしょうか。そこで今回，長年看護師に向けたグループワークの教育，実践に従事してこられた武井麻子先生に，あらためてグループの力とは何か，またその力をとらえるためにはどのような視点が基本として必要になるのかについて，お話を伺いました。

グループをめぐる現状

編集部　近年，SSTをはじめ，集団認知行動療法や心理教育・家族教室など，看護師がコンダクターを務めるグループワークの実践も増えてきました。武井先生が2002年に看護師に向けたグループの解説書『「グループ」という方法』（医学書院）を上梓されてから10年以上が経過しましたが，看護師のグループワークへの関心や理解は深化してきたと思われますか。

武井　私は日本精神保健看護学会の設立初期から，体験グループを毎年1回開催してきました。当初は，私が勤務する日本赤十字看護大学の関係者しか集まらず，定員割れが起きることもありましたが，最近では20名の定員に対して応募者の数が溢れる程度にはなってきました。そういう意味では，グループへの関心の高まりや，理解の深化が見られるようになってきたのではないかと思います。

　しかし，これまでも著書や講演などを通して方々でお話してきたことですが，日本人にとって「集団」というと「学校」のイメージが非常に根強く，病院や施設でのグループワークも学校モデルを踏襲していることが多いのです。そのため，「家族教室」という言葉が端的に象徴するように，先生が何かを教えたり，指導したり，反対に参加者は受け身に教えを受けるだけという図式に陥りがちです。会の目的にそって秩序を乱してはいけないという行動様式が体に刷り込まれてしまっているのです。欧米でも

psychoeducation（心理教育）という言葉が使われますが，学校での授業や学級会のようなやり方は，日本人に特徴的に見られる傾向なのだと思います。こうした指導する／されるという一方向的な関係性は，精神科治療の目的を考慮しても大いに問題があるのではないかという疑問を私は従来から投げかけてきましたが，そのあたりがあまり検討されないまま，さまざまなグループが行われているのではないかという懸念はあります。

教育のなかの問題

編集部 病院や施設でのグループワークにおいて学校モデルが根強く踏襲されている原因はどこにあるのでしょうか。

武井 やはり，看護教育のなかで「グループとは何か」という教育が行われてこなかったところに問題があるのではないかと思います。最近では，看護教育のなかでグループについて触れられることも少しずつ増えてきてはいますが，治療的でダイナミックなグループを学生自身が体験する機会はまだまだ少ないのが現状です。医学教育でも同様に，集団精神療法はおろか，精神療法自体教えられることはほとんどありません。

私は，グループワーク自体は誰でも始められると思っています。患者さんだけで始めることもできますし，自由に集まってやりたいことをやるということは，それほど難しいことではありません。スタッフが「不安」を乗り越え，後は場所や時間を確保しさえすればよいのですから（現実にはこれがいちばん難しいことなのですが）。ただし，グループに意味を見出すこと，

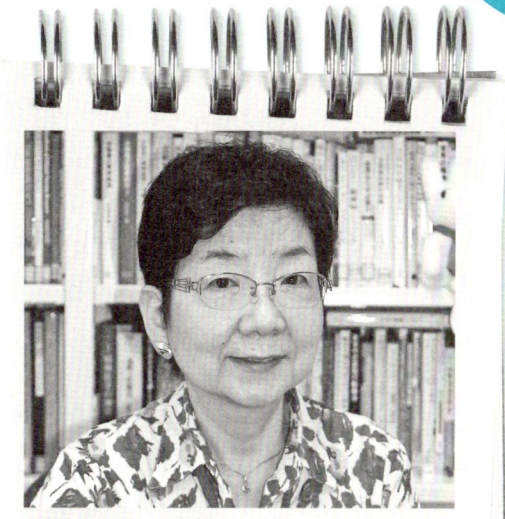

武井麻子氏
日本赤十字看護大学教授，日本集団精神療法学会理事長。社会福祉法人ロザリオの聖母会海上寮療養所，千葉県立衛生短期大学准教授を経て，現職。グループにまつわる主著に『「グループ」という方法』（医学書院），『グループと精神科看護』（金剛出版），監訳書に『組織のストレスとコンサルテーション —対人援助サービスと職場の無意識』（金剛出版）などがある。

あるいはそのグループを通して患者さんの変化をとらえる視点を得るには，一定の教育が必要になります。その点を押さえることができていないと，結局のところ途中でなんだか何をしているのかわからなくなってしまい，グループが面倒になり途絶えてしまうことにもつながってしまいます。

グループの実践を重ね，それを振り返る作業を教育的に学んでいくと，どれだけグループが訳のわからない状態になっても，あるいは無力感を覚えても，「これには何か意味がある」と思えるようになっていきます。そう思えるようになるには，それぞれがグループの実践を持ち寄り，さまざまな視点から自分たちが行っていることに光を当てていく必要があります。事例検討や研究会などの場でもよいのですが，実践を持ち寄り，ていねいに分析をしていくと，グループのなかで「こんな変化が起こっている」「こんな言葉が発せられている」など，実践の

特集 インタビュー

なかでは見過ごされてしまっているような，面白い発見を多く得ることができるのです。そうした発見があれば「単にうるさいだけのグループではなかった」「まとまりはなかったけれど，これはこれでよかったのだ」と思えますし，グループに変化も起こってきます。先述のとおりグループを行うこと自体は難しいことではありませんが，そうした振り返りの機会が現場にもっとあればいいなと思っています。

看護師の不安

編集部 「グループを始めること自体は難しいことではない」というお話がでましたが，一方で人が集まればそれが直ちにグループになるというわけではないように思います。たとえば，患者さんが輪になって座っているのに，スタッフはやや離れたところに立ってそれを眺めているという光景を目にしたことがありますが，少し違和感を覚えました。

武井 たしかに，それは違和感のある光景ですね。グループに参加する以上，せめてスタッフも患者さんと一緒に座ってほしいものですが……。遠巻きにして，なおかつ立って眺めているというのは明らかに傍観者のスタイルであり，自分は「コミットしない」という意思表示でもあるわけですから。

グループにおける立ち方や座り方には，その人のグループへのスタンスが如実に表れるものですが，そうした傍観者のスタイルをとることの背景には，スタッフ（看護師）のグループに対する，あるいはメンバーの一員になることへの強烈な不安や恐怖感が存在します。そうした不安や恐怖感を乗り越えることが，グループが活き活きと動きだすか否かの大きな境目になるのですが，往々にして看護師は自分が不安や恐怖感を抱いていることに気づいていませんし，そのことを誰も口にしません。まずは，看護師自身が「怖がっている」ことを認識する必要があります。

編集部 グループにコミットすることへの不安・恐怖感とは，どのようなところから生じるのでしょうか。

武井 まず，人間誰しもがもつ「未知のものへの不安」がいちばんの基底にあります。たとえば，その患者さんが自分のことを受け入れているのか嫌っているのか，被害的に受けとりやすい人だとか，看護師は患者さん1人1人の気性や傾向はある程度知っています。そのため，1対1の対応であれば，患者さんの反応も大方心得ているので不安はそうありません。予測可能であるということは，不安を緩和するためのいちばんの材料になるわけですから。しかし，それがグループとなると，そのなかで患者さんがどのような反応を示すのか，どんなことが起こるのか，見当がつかなくなります。特に，初めてグループに参加する人や，普段から患者さんがどのようなことを考えているのか，話す能力があるのかという点を見ないできた看護師には，まさに「未知のものへの不安」が生じるのです。特に，グループのなかの沈黙は，慣れないととても不安になります。

また，看護師は普段「ああしなさい」「こうしなさい」と指示的にかかわることに慣れています。そのため，患者さんに「好きなことを話してください」「思っていることを正直に返してください」と伝えたとき，どんな反応が返ってくるのか，不安なのです。極端にいえば「復

特集　グループの力をとらえなおそう

響されるのではないか」という妄想的な不安が沸き起こってきます。そもそも精神科病院という場は，閉鎖環境が多く，規則も厳しいため，看護師は心のどこかで「患者さんに不満を強いている」という意識を抱えています。拘束など，そうしなければならないと思う反面，どこかに申し訳ないという気持ちや罪悪感がある。ですから，患者さんに「自由に発言してください」と伝えれば，おそらくそうした不満をぶつけてくるだろうと思ってしまうのです。不満をぶつけてくることは当然のことで，反対にそうした反応が起こらないことのほうが不健康なわけですが。一般のAA（Alcoholics Anonymous）や断酒会のような患者さん同士のセルフヘルプ・グループと違って，病院や施設では看護師自身に「責任がある」という意識があるからこそ，やはり怖いのですよ。

それに加えて，当然ながら具合の悪い患者さんもグループには参加しますので，怒鳴ったり，喧嘩をしたりと凄まじいことも起こり得ます。私も，統合失調症の若い男性患者さんがグループで医師に喰ってかかったり，怒鳴り散らしているのを見て，本当に震え上がったことがあります。もちろん，グループでなくともそういうことは起こり得ますが，グループではほかの患者さんを守らなければなりませんし，治療の場が崩壊してしまうのではないかという不安にもかられます。「グループで起きたことはグループで扱う」という原則に従おうとすればするほど，その恐怖感と戦い，グループへの信頼感を育てなければなりません。

編集部　グループで生じた，そうした「怒り」の感情はグループのなかで終息していくものなのでしょうか。

武井　グループを毎週行っていると，患者さんも自然とグループというものを理解していきます。何があってもグループは決まった時間に終えなければなりませんので，終わりを告げると，怒鳴っていた患者さんも憮然としながらも切り上げることが多いですね。それでも治まらない場合には医師が面接することもありますが，「グループで起きたことはグループで扱う」ことが原則です。具合が悪くなった患者さんをグループから外し，保護室や注射で対応することや，そもそも具合の悪い患者さんは参加させないようにしているケースも見られますが，それは"罰"として受け止められ，「グループでは自由に発言してよい」という約束がウソになりますから，決して望ましいことではありません。

グループに参加することへの不安や恐怖を乗り越えるには，グループに1人で入っていっても「自分は脅かされない」といった自信を看護師自身がもつことが大切です。グループであれなんであれ，状況のなかにコミットしていくことができる自信，リジリエンスを育むことが看護教育には求められますし，私が大学で行ってきた教育はまさにそのことを目的にしたものでした。つまり，グループの方法を教えるというよりも，看護師1人1人の人間的な力を身につけていくということです。1人1人が自信をもって，自分らしくグループにコミットできるようになれば，自発的な患者さんの動きを汲み取り，看護師もそれに応えていくという応答的でダイナミックなコミュニケーションが生まれてきます。反対に，自信のない状態でグループを行う場合，順番どおりに進行するような形式ばったグループを行うほうが楽であるため，そ

のグループは自ずと操作的なものとなっていきます。

　グループは誰でも始められるものですが，決して簡単なものとは言えないのです。

「感情」というキーワード

　編集部　グループのなかにはさまざまな力動が生じ，それにより参加するスタッフも患者さんも「変化」していくものと思います。そうしたグループに働くダイナミクス（力）をとらえるには，どのような視点が基本として必要になるのでしょうか。

　武井　病院や施設でグループを行う場合，精神的な問題を抱える患者さんの回復が目的となります。では，「患者さんの回復」とは何かというと，幻覚妄想や強迫観念などに支配されて生きるのではなく，自分の意思で自分の人生を主体的に歩んでいくこと，つまり誰のものでもない自分の人生の主人公になるということです。同時にそれこそが精神科医療・看護の大きな目的なわけです。

　患者さんが自分の人生の主人公になるとはどういうことかというと，患者さんがそのとき体験している気持ちを大切にし，その気持ちを表現しながら，外の世界と交わっていくことです。だからこそ，患者さんが自身の感情をとらえること，それを言葉で表現することが，自分らしく生きるためには必要不可欠の条件になるのです。グループとはそれを実現する場であると同時に，トレーニングする場でもあります。そのため，グループのなかで「どれだけ感情が扱われているか」「どのような感情が動いているか」，そして「どれだけ豊かに感情が表現されているのか」をとらえることが，グループの力をとらえるうえでの基本的かつ重要な視点になります。

　そう考えると，たとえば集まってただ単にお茶を飲んでいるだけではだめなのですよ。「うまい」という言葉が1つでてくる，美味しいものを飲んでニッコリ笑う，あるいは無表情に飲み食いをしている段階から，「あれが食べたい」「これが食べたい」と注文がでてくる段階へと変化していくプロセスが大切です。極端な話，そのとき他の人のものをとって食べてしまってもいいのですよ。それは欲求の表現なのですから。そうした欲求や変化を汲み取り，それを押さえつけるのではなく，希望や感情を"言葉"でどれだけ豊かに相手に表現できているのか，また表現することをサポートできているのかということが，グループが意味のあるものになっているのかどうかや，グループのもたらす「力」をとらえる基本的な視点となってくるのです。

　「感情」はグループの重要なキーワードです。そのため，認知行動療法においても単に認知を修正するということだけでは不十分で，最近では認知行動療法でも対象者の感情に注目することが大切であるといわれてきています。これまでSSTや認知行動療法などの比較的構造がはっきりしたグループワークと，力動的なグループ療法は相反するものととらえられてきましたが，双方とも「感情」面に焦点をあてるという点では似通ってきているのですね。たとえば，新たな認知行動療法の1つにマインドフルネスがあります。通常，イライラした感情が湧いてきた場合，人はそれを「なんとかしよう」と即座に行動にでるわけですが，マインドフルネスは行動にでる前に，そのとき湧いてきているイ

ライラ感に留まり，「なんとかしよう」と思っている感情そのものをしっかりとらえようとするセラピーと私は理解しています。自分のなかに動くもの，動いている感情をありのままに受け止めようというわけです。力動的なグループでは，その感情をグループのなかに出し，考えていこうとするわけですが，ありのままに感情をとらえるという点で，両者は少なからず似通ってきています。

ただし，感情をとらえるということもまた簡単なことではありません。私もよく学生に「いま何を感じていますか？」という質問を投げかけるのですが，「わかりません」「何も感じていません」という回答が返ってくることが少なくありません。日常会話のなかで「いま何を感じていますか？」という質問はあまりなされませんよね。「どう思う？」という質問は日常的にもなされますが，それは考えや判断を仰ぐニュアンスが強く，そのときの感情を問うているわけではありません。グループのなかで生じる患者さんの感情をとらえるためにも，まずは看護師自身がそのときどきの自分自身の感情を精査していく訓練がとても重要になってきます。

病棟を見る"眼"が変わる

武井 グループの「力」として，グループの実践を積み重ねることで，日々のケアの質が高まっていくということもあげられます。グループに慣れてくると，普段病棟のあちこちで何が起きているのかということに気づけるようになり，病棟を歩いていても患者さんへの目の止め方が変わってくるのです。患者さんのもとへ行き，用事をすませてさっさと帰ってくるだけではなしに，たとえば「あそこであの人とあの人が話をしている」など，病棟全体を見渡す力が備わってくるのです。そのことで，患者さんの急変にもいち早く気づけるようになりますし，看護師が患者さんに目を向けているということが雰囲気として伝われば，患者さんのほうからもいろいろと話をしてきやすくなるでしょう。つまり，中井久夫先生の言う「病棟を耕す」ということにつながっていくわけです。

病棟自体も1つのグループですから，先述のように遠巻きに眺めるのではなく，自分自身がその場や状況にコミットしてドキドキしながら周囲を観察するというグループでの"存在の仕方"が，ひいては普段から病棟全体の動きをとらえる視点を養っていくことにつながるのです。何より普段からそうした病棟全体の動きをとらえることができるようになれば，患者さん同士の関係性も見えてきますし，グループワークを行う際にそこで何が起きているのかをより理解しやすくなります。また，患者さん同士の関係性がとらえられていれば，たとえばグループのなかで「あなたはあの人と仲が良いらしいけど，言っていることわかる？」と問いかけることもできますしね。

また，グループが成熟していくと，病棟が本当に落ち着いてきます。端的に言うと，患者さんが退行しなくなるのです。たとえば，グループが毎日1時間行われるとすれば残り23時間，また週に1回とすれば6日間，次のグループまで間隔が空きます。しかしグループが十分に機能している状態であれば，何か言いたいことがあってもグループという「言う場」があると思え，患者さんは待つことができるようになるのです。つまり，ここでは人間としてのまとま

特集 インタビュー

り，自分の意思をコントロールする力が養われているわけです。反対に，そのような「言う場」がなければ，自分の思いを抱え込んではおられず，思ったことはその場で即座に言わなければ気がすまないという退行状態が延々と続くことになってしまいます。このように，グループは直接治療につながっているのです。もちろん，個人面接の場なども同様の役割を担っていますが，多くの場合看護師は個人面接を行っていませんので，自ずとグループは看護師がかかわる重要な治療的場面となってきます。

急性期だからこそグループを

編集部 グループを通して患者さん，そして看護師自身が成長していくプロセスについてお話いただきました。一方で，グループ自体が成熟していくということも考えることができるのでしょうか。最近では精神科医療の急性期化も進んできていますので，継続的なグループを行うこと自体が難しくなってきているようにも思います。

武井 グループが成熟していくには時間がかかります。その変化は必ずしも目に見えるものではありませんが，グループが成熟するとはどういうことかと言いますと，個人と同じで，どんなことがあってもバラバラにならない，なんとかもちこたえることのできるグループになるということだと思います。

たしかに，急性期病棟のグループはメンバーの入れ替えも著しく，同じグループというものが成立し得ないほどです。では，そうした急性期病棟のグループに成熟がありうるのかというと，私はあると考えています。ここに，人の足し算ではない，グループのもつ面白さがあります。メンバーが変わってもグループの雰囲気やあり様は存続されていくのです。そして，このことが急性期病棟においてグループが存在することの意義だと思います。

病棟にまとまりがなく，自分のほかにどんな人がいるのかもわからない状況では，患者さんは個室でただひたすらにスタッフが来るのを待つしかなく，「自分は忘れられるのではないか」という不安にかられます。急性期病棟は，とかくこうした雰囲気を醸成させがちです。しかし，そこにグループという病棟の"核"になるもの，患者さんが一員として迎えられるという人間的なつながりの場があることで，患者さんはその場に「受け入れられた」という感覚をもつことができ，不安も軽減され，回復への一歩となります。とりわけ，再入院しなければならなくなったときにも，その場に「馴染みのグループがある」「自分を受け入れてくれる場がある」「仲間がいる」というイメージが患者さんの内面に形づくられているのといないのとでは，再入院の動機づけも大きく変わってくるでしょう。

先述したように，患者さんにとっての「回復」とは，自分の意思で自分の人生を主体的に歩んでいくことであり，そうした主体性を関係性のなかで取り戻していくことを援助していくことが，精神科医療・看護の大きな目的です。そうした患者さんの「回復」を無視し，入院したら保護室に入れ，薬剤を調整し落ち着いたら退院ということだけでは，なんのための治療機関なのかという疑問を拭うことができません。急性期だからこそ，真に「患者さんにとっての回復」とは何かというフィロソフィーをもち，その実

現の場である「容れ物」としてのグループをつくることが必要なのだと私は考えています。

理論的基盤を押さえるために

編集部 最後に，グループの実践力（センス）を磨いていくための具体的な方法についてお伺いしたいと思います。

武井 くり返しになりますが，グループは誰でも始められるものです。ただし，理論的基盤を押さえずにノウハウだけでグループを続けていくと，そのグループはやがて廃れていってしまう可能性もあります。

いちばんよい方法は，実践を通して学んでいくことですから，よいグループセラピストやグループワーカーのいるグループにまずは自分自身が参加してみることです。手近にそうした実践の場がない場合にも，日本集団精神療法学会が認定したグループサイコセラピストが全国各地で多くの研修会を開いています。また，私も大学で20年以上『看護のためのグループ研究会』という研究会を続けてきましたし，そのほかにも東京集団精神療法研究会というところで，多職種による研究会も開いています。意欲のある方は，そうした研修会や研究会に参加してみることをお勧めします。

また，いささか宣伝めいてしまいますが，私は最近『組織のストレスとコンサルテーション―対人援助サービスと職場の無意識』（金剛出版）という本を翻訳しました。この本は，組織を1つのグループに見立て，そのなかで生じるストレスとその発生の構造を，組織全体の問題として取り組んでいくためのコンサルテーションの方法論について著されたものです。私はこの本の原書をテキストとして使いながら，長年グループについて大学院で講義してきましたので，言わば私がこれまでやってきたことの種本のようなものです。この本がいろいろなところでテキストとして使用されればと思っていますし，看護師に限らず多くの方が読めば「まさに自分たちのことが書いてある！」と実感していただけるはずです。

このように，最近ではグループの方法論を学ぶことへのアクセスも非常にしやすくなってきています。ぜひとも，それらの場やものを活用しながらグループの方法を学び，それぞれの現場で実践を深めていっていただくことを期待しています。

〈終〉

グループの不思議
「希望を叶える会」としてのハーブティーグループ

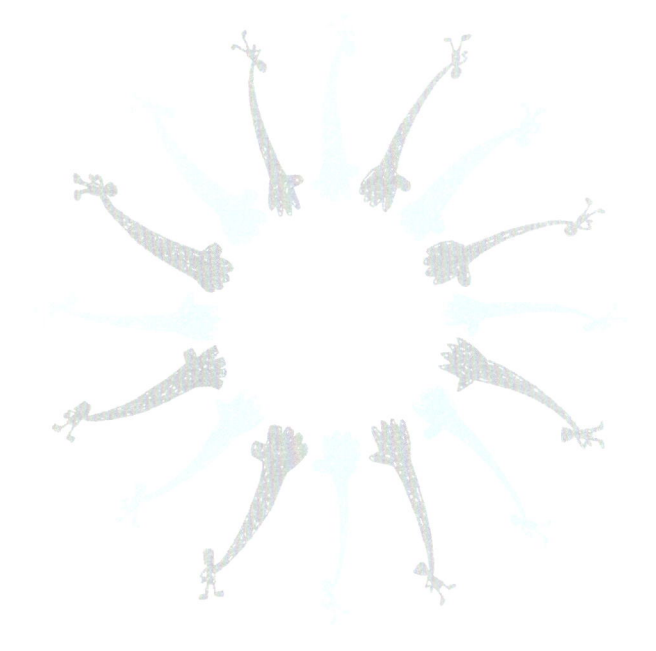

医療法人清和会和ホスピタル
看護師（愛媛県松山市）
白柿 綾 しらがき あや

グループの実践，その前に

　私は大学院修士課程在籍時に，ある精神科病院の慢性期開放病棟でフィールドワークを行った。そのとき病棟の患者集団に1年間参与して，彼らの活動，関係，そして役割をじっくり観察できたことが，その後の私のグループ実践に大きく影響している。
　そこで，グループの実践の前に，そのフィールドワークで知り得た患者たちの「力」についてまずは紹介しようと思う。

患者たちが築き上げた「互助ネットワーク」から見えたこと

　私がフィールドワークを行うなかで最初に注目したのは，「不潔」と「失禁」の目立つ退行した数名の女性患者たちだった。ある女性患者は服を着たまま失禁して悪臭を放ち，また別の女性患者は腐った人形をもち歩くというような行動が習慣となっており，さらに別の女性患者はベッドサイドに洗面器を置いて排泄をするという衝撃的な光景が見られた。彼女たちは綺麗にしようと試みる看護師の働きかけを拒みがちであり，不潔な状態はなかなか改善せず，さらに同室内での揉めごとも絶えないため，看護師たちは頭を悩ませていた。

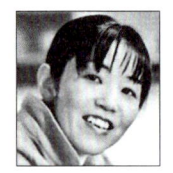

しかし，こうした女性患者たちには，世話を焼く男性患者が数名おり，病棟には世話を介した3組の男女のペアができあがっていた。彼らは，特定の女性患者に呼ばれるとすぐに駆けつけて，食べ物を与えたり，お遣いに行ったり，時には汚れた下着の洗濯をしてあげるという世話焼きぶりである。このペアの関係は，一見男性が女性に一方的に尽くしているようであったが，男性患者は自分の母親を女性患者に投影しており，その母親を助けるというファンタジーにもとづいて世話を焼いていたのである。そのような意味において，それは相互に支えあう関係であった。

 こうした特定のペア以外にも，病棟内には，多くの患者にコーヒーやインスタントラーメン，タバコなどを売ったり，譲ったりする，物の交換を媒介とした世話焼き行動が頻繁に見られた。こうした世話焼きの中心人物は4人の男性患者で，彼らはスーパーの広告をチェックして，朝一番で安売りラーメンやコーヒーを買いに走り，ほかの患者たちのために蓄えていた。しかも，たとえば「味噌ラーメン担当」「しょうゆラーメン担当」など，商品ごとに蓄えが分担されており，ほかの患者たちもそのことを認識して活用するという「互助的なネットワーク」が形成されていた。

 また，病棟には1人の"裏ボス"と呼ばれる患者が存在し，彼は4人の男性患者を仕えさせ，お遣いなどの世話を命じていた。この関係も一見威圧的であったが，実は4人の男性患者は"裏ボス"には「面倒みてもらっている」のだと話し，威圧的な態度も「偉そうにしたいだけだろう」と，「親分─子分」という互いの立場を許容していた。

 このように，病棟には「かわいそうだから」といういわば人情に発し，「互助ネットワーク」や「親分─子分」という義理で結ばれた相互依存的な人間関係が維持されていた。

 さらに，病棟に存在する互助ネットワークには金銭の循環が見られた。そのお金の流れを中心的に司る男性患者は，金銭の貸付，両替，預金という銀行の機能を果たしていた。たとえば，彼からお金を借りた"裏ボス"が高額なお駄賃で4人の男性患者を遣いにやり，そのお駄賃で得られたお金は，先の退行した女性患者たちに食べ物を売ったり，譲ったりといった世話を焼くための資金となっていた。別のある女性患者は「自分でお金をもつと使い過ぎるから」と話し，わざわざ彼にお金を預けているのだった。こうしたお金のやりとりを目にするたびに，看護師たちは注意を促していた。しかし，彼は「みんなお金がないから貸すだけだ」と主張し，陰で銀行の役割を続け，ほかの患者たちも彼が不当な利益を得ているとは考えておらず，こっそりやって来ては借金し，また返済するのであった。

 このように，この病棟には「不潔」と「失禁」の目立つ退行した女性患者たちと，彼女たちに献身的に世話を焼く男性患者たちの男女ペア，そして金銭と物の交換を介した互助ネットワークが築き上げられていたのだ。

 患者たちによる互助ネットワークは，彼らによって自主的に運営されている1つのグループであり，そのなかで患者たちはみずから知恵を絞り，そして生活の技を次々と磨いているのだった。彼らが病院という拘束的な施設の中で主体的に生き抜いているその姿に，私はたくましさを感じた。そして，それまでの看護経験の

なかで,「日常生活や経済的な自立ができるようになることをめざさなければならない」という考えが占め,患者のできない面ばかりを強調して見ていたことに気がついた。

　このフィールドワークを通して見えた患者たちの「力」を見過ごさず,否定せず,回復のために正しく活かしていくためには,どのような看護師自身の発想の転換と環境の提供が必要なのか,ということを私は常に考えるようになった。

グループの実践:
「糖尿病のことを語らない糖尿病グループ」

　その後,私は大学院の修士課程を修了し,フィールドワークを行った病院とは別の精神科病院の社会復帰病棟に勤めた。その病棟である日,糖尿病の悪化が疑われた患者が内科受診することになり,私が同行することになった。この内科は総合病院にあり,診察室に入るなり内科医から「あなたの病院では何もしないで毎日患者にコーラばかり飲ませているのですか」と怒り混じりの指摘を受けた。このことを病棟にもち帰ってカンファレンスで相談したことをきっかけに,糖尿病など生活習慣病を併せもつために食事療法を受けている患者たちと,週に1度,美味しいハーブティーを飲むグループを始めることになった。

病棟で行き詰まっていた糖尿病患者の看護

　内科受診の際には指摘を受けたのであるが,私たちは糖尿病患者たちに日々コーラを飲ませてばかりいたわけでも,単純にカロリー制限を押しつけていたわけでもなかった。試行錯誤をしながらも,それでもうまくいかずに困っていたのである。

　たとえば,インスリン注射の導入が検討されていた男性患者のAさんには,なんとか内服治療と食事療法で少しでも改善できるように,間食制限の必要性や疾患についての話しあいを,栄養士を交えて何度も行っていた。また,低カロリーのゼリーやおやつ類を取り寄せたり,好みの物を一緒に買いに行ったりもした。コーラが好きなAさんのために,病院内の自動販売機にカロリーoffのコーラを導入してもらうように手配もした。それでも,Aさんは「自分だけお小遣いを制限されるのは我慢ならない」と憤怒し,カロリーの計算されたおやつや食事では「元気が出ない」と不満をもらし,口調を荒げた。

　当時,病棟にはAさん以外にも4～5名,糖尿病と診断された患者がいた。しかし彼らに対して,糖尿病の疾患理解が深まるようにと指導・教育的にかかわることや,食事以外のおやつやお小遣いを管理するというかかわりだけでは,ほとんど効果はなかった。それどころか,反対に彼らの活気を損ない,不満を募らせるばかりであった。そして,こういった指導・教育的なかかわり方は看護師との関係をも悪化させてしまっていた。

　カンファレンスでは,当時の病棟医から「糖尿病の人は24時間365日意志の強さを試されている。まずはそのことの労をねぎらってはどうか」と提案された。私はこのとき「労をねぎらう」という意味が,実はあまりわからずにいたのだが,新たな展開を期待してグループを開始することにした。

グループの構成と雰囲気

　グループは週に1度，午後に40分間行った。テーブルクロスの上にガラス製のティーセットをセッティングし，専門店で売られている四季折々のハーブティーを入れ，夏は氷で冷やし，冬はティーコゼーで温めて，メンバーたちがやってくるのを待った。

　スタッフは看護師である私とPSW，薬剤師の3名で開始した。このグループに参加する固定メンバーは，病棟にいる食事制限を受けている患者たち6〜7名である。

　グループでは，一見すると噛み合わないような妄想的な会話が繰り広げられた。メンバーは自分のことを「大学生だ」「デパートのオーナーだ」「これから結婚して子どもを産むんだ」と語り，そして聞いているメンバーも，誰かのファンタジーから自由に連想を膨らませては空笑したり，語ったりと，和やかなムードでグループは続いていった。

糖尿病の話題はタブーなのか？

　グループの雰囲気が和やかだとはいえ，私のなかには次第に「糖尿病のグループなのに，糖尿病の話をまったくしなくてよいのか」という焦りが生じてきた。そこで，私から何度か血糖や内科受診の話題をグループで持ち出したことがあった。しかし，いずれも軽く受け流され，すぐにいつもの昔話やファンタジーへと話は移っていった。私が「最近の血糖値はどのくらい？」「内科の先生は何か言っている？」と問いかけたときには，みんな押し黙ってしまい，しばらくすると「嫌いな虫」の話で盛り上がるというようなこともあった。

　グループで糖尿病のことを話しあうか否かは，開始当初からスタッフ間でも議論にあがっていた。カンファレンスでは，医師から「看護師はすぐに管理や教育をしたがる」と指摘されたことがあった。そのとき，私は反発心から「そうはならない！」と発言したのだが，ほかの病院で糖尿病の講義を患者に行ったところ効果が現れたというような事例を耳にすると，たちまち「少しは教育的な内容も必要ではないか……」と思えてきた。

　結局，糖尿病の話題はメンバーに受け入れられなかった。そして，コ・コンダクターのPSWや薬剤師からも「無理に糖尿病の話をする必要はない」とたしなめられ，私の焦りを指摘された。これ以降，私は糖尿病の話題を「出していいのか，出してはいけないのか」と一時期悩みながらグループを行っていた。

　やがて，変化が訪れた。ハーブティーグループのことを研究会や学会で発表することになり，私がそのことをメンバーに申し出たところ，みながそれぞれに「僕は毎日血糖値を測っている」「散歩療法をしている」「自転車漕ぎをしている」「グラウンドを歩いている」「減塩食を食べている」と発言しはじめた。みな自分の病気を理解していて独自の治療法を試みていることを，口々に話しはじめたのである。私が特別に意識づけをしたり，話を誘導したりする必要などなく，それぞれに意識して努力もしていたのであった。このとき以来，私の不安は払拭され，無理に疾患についての問いかけをすることはしなくなった。

「やり直したい」という思いと日々の努力

　グループで語られることのなかには，昔話やファンタジー以外にも，「遊んでいてはいけない」「じっとしていてはいけない」「さぼっていてはいけない」という内容がたびたび出てきた。それと同時に「やり直したい」という思いが語られることも多かった。

　そのころ，気をつけて見てみると，グループメンバーの多くは日ごろ「清書する（辞書の書き写し）」「散歩する」「寝ずに病棟を守る」という行動に励んでいることがわかり，それはときに身体への影響を省みない過酷なものであることにも気づいた。私は，彼らに刻み込まれた「休んでいてはいけない」という感覚によって続けられている日々の努力を見ていると「ごくろうさま」と伝えたい気持ちになった。そして，彼らに必要な看護は，指導や教育ではなく，どうすれば安心して心身を休めることができるのかを考えることだと気づいた。

　そのうちにメンバーたちの語りは，日々の生活から過去の悲惨な体験へと遡っていった。たとえば，過去に性的虐待を何度も受けてきた人や，重度の知的障害をもっているために親族のなかで住む家を転々とした人，発症が中学生と早く，なんらかの非道処遇を受けてきた可能性が考えられる人など，メンバーはそれぞれに悲惨な生活背景をもっていた。彼らはグループに限らずそれ以外の場面においてもそれぞれに，親に保護されず愛されなかったつらい過去を語り始めた。

「希望を叶える会」と血糖値の変化

　グループでは次第に，糖尿病やその他の生活習慣病から離れ，日ごろの出来事や昔話を話す合間に，過去の悲惨な体験や思いが少しずつ語られるようになり，そしてそれをみんなで共有できる空間となった。そこではファンタジーのなかで「デパートの社長」であること，「大学生である」こと，「ビルのオーナーである」こと，実際より20歳以上も「若い女性である」ことも誰にも訂正されることなく，一定の距離をもって支持された。

　こうしたグループが毎週積み重ねられ，14か月目に50回目を迎えたころ，気がつくとメンバーの糖尿病が驚くほど改善していた。インスリン注射の導入が検討されていたAさんは，注射どころか血糖降下剤も減量され，内科医より「看護師さん，あまり病棟で厳しくし管理し過ぎなくていいですよ」と言われるまでになった。ほかの人たちも血糖降下剤が減量されたのみならず，一同に食事制限が緩和された。このときに内科医から受けた「あまり厳しく管理し過ぎないで」という指摘は，まったく的外れなものであった。管理を強めたのではなく，むしろ彼らはそれまでよりも自由におやつを買ったり，譲りあったりしながら好きなものを口にするようになっていた。それでも血糖値は確実に下がっていったのである。

　糖尿病の改善と比例して，グループで飲むお茶の量も減っていった。開始当初はお茶を入れるのが追いつかないほど，メンバーの飲むスピードが速く，カップに注いでもすぐに飲み切っては，おかわりを要求してきた。しかし，会を重ねていくうちにお茶を飲む量はめっき

り減り，ポットにお茶が余るようになっていった。グループの変化とともに，お茶や食べ物で空虚感を満たさなくてもよくなったようである。

また，このころグループのある場面で，Aさんが「ハーブティーの会は希望を叶える会でしょう。自分がしたいことをここで相談したりして叶えていくための会みたいな感じがします」と話したことがあった。

ハーブティーグループから見えたこと

私は，このグループの52回目を最後に，病院を退職することになり，グループを離れることになった。Aさんが「希望を叶える会」と言ったこのグループは，コンダクターの交代を経て，現在もグループメンバーの意思により続けられている。

ハーブティーグループと血糖値の変動の関連については，「結果として血糖値が下がった」と言うことしかできない。糖尿病を患う人たちを「制限する」のではなく，美味しいハーブティーを「提供する」という，それまでとは正反対のかかわりによる，まるで不思議な結果である。ただ，私がグループで糖尿病の話をしたくなったときに，そのまま推し進めようとしていたら，違った結果につながっただろう。それは，医療者として疾患ばかりを意識して，彼らの語りに耳を傾けることなく，グループを疾患理解や行動変容という狭い枠組みで考えていたら，「意志の強さを試されている」彼らの日常をより過酷なものにしたと思うからである。患者自身が自分を癒し，身体を自分自身でコントロールするという，それぞれのもつ「力」が発揮できるような環境としてグループを考えることが必要だったのである。

このグループでの私自身の経験は，フィールドワークで患者たちの「互助ネットワーク」を知ったときと同じような衝撃であった。グループは，人のもつ「力」や自分自身が見えやすい。だから勇気もいるが，グループはおもしろい。

精神科看護師のための
サポートグループ

自己の感情を語り，受け入れる容れ物として

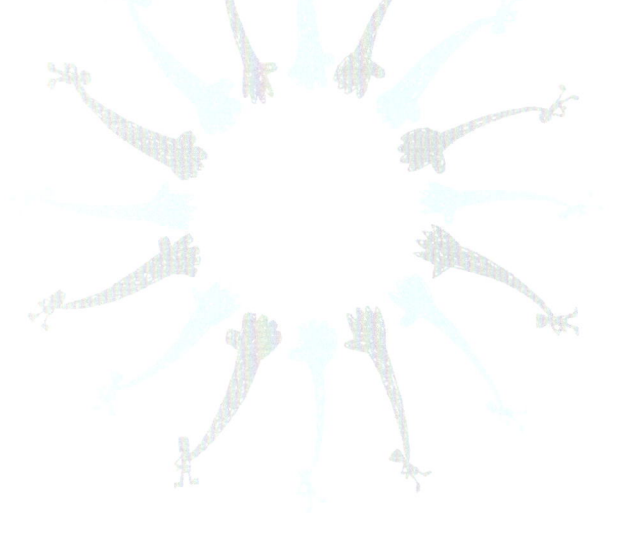

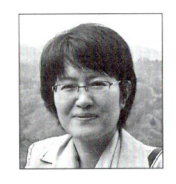

医療法人同仁会海星病院
病棟主任（島根県出雲市）
青戸由理子 あおと ゆりこ

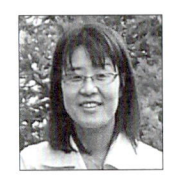

島根大学医学部看護学科
講師（島根県出雲市）
大森眞澄 おおもり ますみ

はじめに：私とグループのかかわり

　私たちは，平成23年度から看護師を対象としたサポートグループを立ち上げ，年8回を1クールとして，今春3クール目を終えたところだ。6月からは第4クール目の開催を予定している。

　もともと私（青戸）は，グループに馴染みのある環境にいた。大学院時代にグループについて学び，体験グループを重ね，大学院修了後に就職した病院でも，日常的にグループが行われていた。そこは，患者と職員，職員同士，患者同士などの話しあいの場にあふれていた。

　グループがあるのがあたりまえの環境のなかで10年以上働き，6年前に故郷の島根に帰り，現在の病院に再就職することとなった。そこでは，作業療法，レクリエーションなどの集団活動は行われていたものの，グループという方法は取り入れられていなかった。就職したての私には，スタッフが，患者との個別のかかわりのなかで淡々と仕事をこなし，誰が何を考え，何を感じているのか，お互いの気持ちを確認する場がなく，病棟が凍りついているように感じられた。

　当然，こうした主観には，新しい環境のなかでの私自身の不安や緊張が投影されてもいた。また，レクリエーションは，スタッフが企

特集 グループの力をとらえなおそう

画し，そこに患者が従順に乗っかっているという印象があり，プログラムに患者の意見が吸い上げられ，反映させるシステムはなかった。グループに満ちていた環境から一転，グループを渇望する自分が芽生え，それは病棟でグループを始める原動力になっていった。

現在は同僚の協力もあり，週1回の病棟グループをなんとか継続することができている。患者さんが，人とつながっていく体験をすることに，わずかながら貢献できていると感じているし，患者さんの意見が病棟運営やプログラムに反映される場にもなっている。そして何よりも，新しい環境のなかで，私自身の「居場所」をつくることにもつながっていった。

看護師のためのサポートグループの立ち上げ

サポートグループを始めるきっかけになったのは，出雲の地で，同じ看護学校出身で元同僚でもあった大森さんとの再会にある。再会を機に，精神科看護について語り，一緒にグループの研修にも参加するようになった。そして，看護教員として卒業生を送り出す立場の大森さんから「精神科病棟で働く新任看護師のためのサポートグループを始めたい」との提案を受けた。また，大森さんには，過去に外科系病棟から精神科病棟に異動になったとき，それまで培ってきた知識や技術，判断が通用せず自信を失ったという苦い体験があり，新任看護師が抱く戸惑いや困難感を取り上げて，共有し，語る場の必要性を感じていたのだ。

そこでグループの立ち上げに先立って，日本集団精神療法学会のスーパーバイザーを招いて研修会（講義と体験グループ）を開催し，多くの人に参加してもらった。その後，グループ経験のある私がコンダクター，大森さんが主催者とコ・コンダクターの役割を務め，山陰地域で初めての試みとなる職場・地域を超えて看護師が集うグループが始まった。

グループの概要

参加者の募集は，各病院の看護管理者を通してチラシを配り，参加の意思は管理者を通さずに，直接私たちに伝えられるようにした。

1クール目は，精神科の初任者を対象としたが，参加者の要望にそう形で1クールごとに対象者を拡げていった。1クール目が終了した時点で，参加者から引き続きグループに参加したいとの希望があり，2クール目からは新任の枠を外し，精神科看護師全般に対象を拡げた。2クール目が終了した時点では，今度は精神科を離れ一般科に異動になる看護師から継続参加の希望があり，それに応える形で，現在は看護職全般を対象としたグループを行っている。

開催は月1回土曜日の午後を使い，大森さんの勤務する大学の1室で1回90分のグループを行っている。登録者は10名前後だが，毎回の参加者は4〜6名くらいである。

最初は「日ごろ感じていること，考えていること，気がかりなことなど，なんでもいいです。どなたからでも自由にお話しください」というフレーズから始める。決して順番を決めて発言を促したりはしないし，あらかじめテーマを決めることもしない。時間が来たら「時間になったので終了します」とグループを閉じる。コンダクターがまとめをしたりもしない。

私たちの自己研鑽のために，1クールが終了するごとにまとめをして，学会発表するところまでをめざしている[1)2)]。そのため参加者には，あらかじめ研究的に取り組みたい旨を伝え，同意を得たうえで，毎回録音し，逐語録に起こしている。グループ終了直後に，私と大森さんでレビューを行い，それも記録に残した。それぞれが観察したこと，感じたこと，グループの雰囲気などを確認しあっている。

　また，グループのなかで自分自身のなかに起きていた感情，気づき，2人がお互いについて気づいたことなども検討している。最終的に1クール全体が終了した時点で，各回の逐語録，レビューの記録をもう1度読み直し，各回の流れやつながりや変化を，そして全体として何が起きていたのかなどを確認し，検討するようにしている。

グループのなかでの観察

　3クールを体験したいま，1クールという単位で何が起きていたのかを振り返ってみると，概ね次のような動きがある。

　まず，初回は緊張からスタートする。初対面の者同士が輪になって座ること自体，なんらかの不安を駆り立てる。不安を覆い隠し，饒舌に話をしたり，沈黙に耐えられず人に話を振ったり，コンダクターに依存的に答えを求めてくるなどの動きが起こる。そうした不安や躁的な防衛に巻き込まれないように，いま，どのような状態にあるかを観察することを心がけている。

　しかし，コンダクター自身もその場の状況に影響を受けないわけではない。過剰な気遣いをしたり，保護的になり過ぎたりすることもある。激しい感情の吐露に圧倒され固まってしまうこともある。そのため，コンダクター自身に起こっていることも同時に観察し，それらがどのようにグループに影響を与えたか振り返ることも大切にしている。コンダクター自身のありようも観察の対象となるのである。

　回を重ねるごとに「何を言っても大丈夫」という安心感や，この場が安全であるという感覚が生まれると，差しさわりのない自分の外側で起きている事柄から，自分自身の体験に引き寄せた話題が持ち込まれるようになる。患者から受けた暴力やチーム内の葛藤など，深刻な話題が持ち込まれることもある。また，そのときの自分の感情も表現できるようになってくる。グループでは，語られた事柄を道徳的な視点で批判することなく，その人がどんな体験をし，どのような感情が生じているかに焦点をあてることを大切にしている。言葉として出されていなくても，怒っているように見えるときには「怒っているように見えるけど」と率直に返すように心がけている。

　さらに凝集性（一体感）や親密感も生まれてくる。しかし，集団の力が個を絡めとらないように，1人1人の体験は違うという立場を崩さないよう注意していく。

　最終回に近づいてくると，「あと○回でグループは終わります」「次回が最終回になります」と予告をする。メンバーは，グループにいることの心地よさを体験している場合が多く，唐突につながりが切れてしまわないよう，別れや喪失の準備に入れるように配慮している。ちょうど最終回が，職場の異動の時期に重なることもあり，グループの別れとともに，グループ外の別れも話題に上がってくる。しみじみとこ

特集　グループの力をとらえなおそう

の1年間を振り返るメンバーや，それまで言えなかった気持ちを語るメンバーもいる。ほかにも，日々自分の感情に気づくことなく働いていたことに気づき，そのことが言葉にされることもある。また，みずからが異動になり，不安や怒りが表出されることもある。

いずれにしても，それらをまるごと受け入れる器として，最後までグループは存在する。グループのなかで，別れや喪失の痛みに耐え，今後に希望を見出す動きも起こってくる。これらの体験すべてが，参加者の成長にもつながっていくものと考えている。

変化を期待し過ぎない，結果を出そうとしない

サポートグループを行ううえでは，正直，変化することを期待し過ぎないようにしている。変化することや評価することは2の次で，まず体験を語れること，そのために，安心，安全な場を提供すること，興味深く参加者の語りに耳を傾けることを心がけている。

変化が外から見てわかるには，ある期間を必要とする。変化を求めることや，グループの効果や評価に走り過ぎることは，かえって弊害のほうが大きい。「結果を出そう」という意気込みがコンダクターの前面ににじみ出ていれば，参加者は怖くてその場にいられないだろう。変化は起こるかもしれないし，起こらないかもしれない。「そういえば〇〇さん，変わったね」という程度でよいと思っている。サポートグループでめざしているのは，メンバーが安心して体験とそれに伴う感情を語れること，それを受け入れる容れ物（器）になることである。そのなかで，本来の自分を取り戻していく作業が進んでいくのだと考えている。

グループの力，グループへの信頼

当初，私は，グループの振り返りをするたびに，メンバーの発言を拾い忘れていたことや，感情を取り扱わなかったことなどを反省ばかりしていた。しかし，グループでの語りを振り返るうちに，グループそのものが生きものであるかのように，ある方向性をもって動いていることに気づかされた。コンダクターが拾いきれなかったことをほかのメンバーが拾い，反応を返してもいたし，深刻な話題であっても希望を求める方向に動き出すこともあった。「ああすればよかった」「こうすればよかった」と思うこと自体が，私のなかの万能感の表れであり，傲慢さであることに気づかされた。コンダクターが10人いれば，10通りのグループがあってよいのだという気持ちと，自分自身をグループに委ねる感覚が身につきつつあり，グループのもつ回復力や治癒力を妨げないよう，そこに居続ければよいという気持ちにいまはなってきている。

サポートグループに込めた思い

このような自由なスタイルのグループに対し，いったいそれが何になるのかという疑問や不安を抱く人は少なくない。実際，参加者から「それぞれが好きなことを言って，コンダクターが答えを出すわけでもなく，時間になれば終わりますと言われ，いったいこれをどのように評価し，まとめようとしているのか」と疑問

をぶつけられたこともあった。
　こうした疑問を，私もグループという方法に出会った当初は同じく抱いていた。それは，明確な答えを欲する気持ちと，それを示さないコンダクターへの苛立ちでもあった。サポートグループでは，そうした要求に応えようとする誘惑に打ち勝ち，答えを出すのはあくまでも参加者自身なのだという姿勢を崩さないように心がけている。
　看護師の多くは，自分たちの感情，特にネガティブな感情を押し殺し，あたかもそれらがなかったかのように職務を遂行している。病棟カンファレンスでも看護師の抱く感情が扱われることはない。抑え込まれた感情は，身体の不調や，怒りっぽくなったり落ち込んだりという気分の変調へと変わり，無感情になったり，違う形になって表れる。そういう状態では，患者の気持ちに向きあうことも，自分の感情を活用しながら患者にかかわる（治療的なかかわり）は困難なものとなる。看護師がよいケア提供者になるためには，まずはみずからが受け入れられ，理解され，助けられ，楽になる体験が必要であり，それが個々のなかにケアの原型として根づいていくのだと思う。さらには，過酷な現場を生き抜き，立ち続ける力になっていくのだと考えている。
　最後に，大森さんの3年間のグループ体験と周囲で起きた変化について紹介する。
　なお，今回ここに記したグループの考えは，大学院時代に教えを受けた武井麻子先生，川越同仁会病院で指導していただいた鈴木純一先生，同病院でともにグループを実践してきた患者さん，同僚たちから大きな影響を受けていることを申し添えておく。

サポートグループの主催者，コ・コンダクターとしての私の体験

　主催する者としての初期の私（大森）は，看護教員としての立場と，もともとの世話好きが高じて，過剰なお節介と気遣いをしていた。
　まず，新任看護師のためのサポートグループでは，参加したメンバーが，誰ひとり脱落しないようにという意識が働いていたのだ。さらに，「参加してよかった」といったなんらかの"よいお土産"をもたせたい気持ちにかられていた。毎回のレビューでは，このお節介さに気づかされたし，「コンダクターに同調せず，違った意見も投げかけてほしい」とか，「今日は，○○さんに怒っていた？」「患者さんもそうだけど，何かしてあげたいと意気込むことが，相手を無力にさせる……患者さんにもグループにも力があると信じることから始まるのでは……」といった意見や反応が青戸さんから返され，私自身が気づいていない感情にも直面させられた。こうした体験は，「正しいか正しくないか」「善か悪か」といった2元的な価値観に縛られている私自身を見直す機会になった。少なくとも，サポートグループを通してお節介な自分を理解できるようになったし，良くも悪くもそれが私自身であると感じている。
　また，グループメンバーに支えられた体験もある。この3年間を通して，異なる意見が出ても排除されない（排除しない）グループの体験ができたし，若いメンバーが率直に語る姿からは，自分ももっと自由に語ってもいいのだと後押しされたような気持ちにさせられたのだ。
　さらに，臨地実習先で，サポートグループに参加した看護師に助けられることが多くなっ

た。学生が抱える不安や葛藤をカンファレンスで取り上げ，検討してくれるようになっていったのだ。このことは，グループを理解する看護師が増えたことも影響しているのだろう。とかく「○○すべき」といったカンファレンスに傾きがちだったのが，看護師がみずからの体験を踏まえたうえで学生にフィードバックするように変化していったのである。このように，学生の否定的感情を共有したり，体験の意味を考えたり，投げかけをしてくれる看護師が育っていくことも，グループの効果の1つであると考えている。

〈引用・文献〉
1）大森眞澄, 青戸由理子：精神科新任看護師のためのサポートグループの実践. 日本集団精神療法学会誌, 29(2), p.170-175, 2013.
2）青戸由理子, 大森眞澄：精神科看護師のためのサポートグループの実践—グループの中で怒りを出すことの意味. 日本集団精神療法学会第31回大会抄録集, 39, 2014.

ゴールを意識したグループを

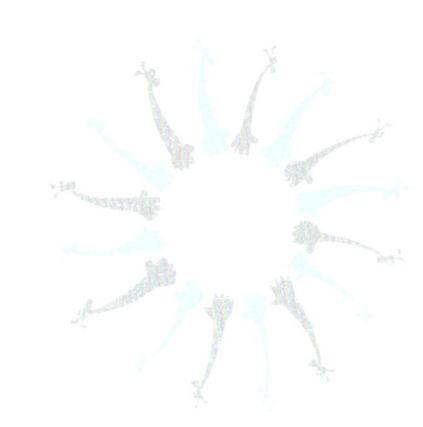

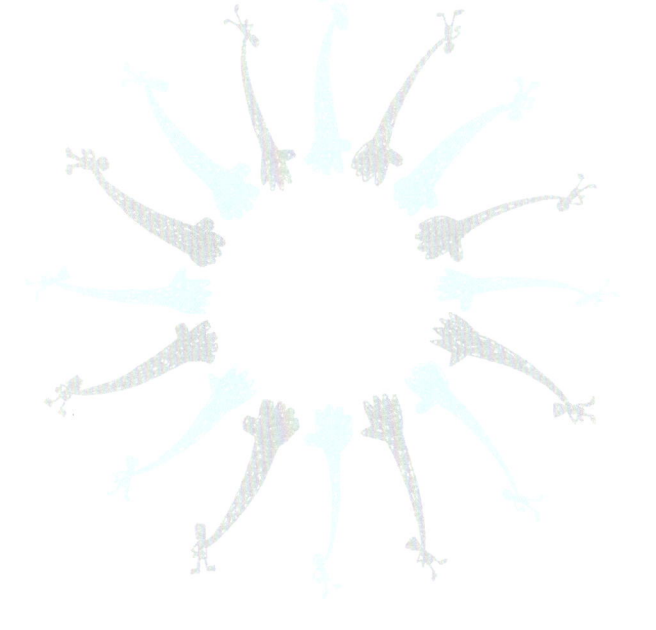

Office夢風舎 舎長
フリーランス ナース＆ソーシャルワーカー（千葉県袖ヶ浦市）
土屋 徹 つちや とおる

グループはなんのため？

　私は長年，SST（Social Skills Training）や心理教育を実践するだけでなく，講師として伝え広めてきました。ですから，ここでグループについて述べるときには，SSTを中心に考えていきたいと思います。

　まずはSSTについての基本的な考え方を押さえておきたいと思います。R.リバーマンが開発したSSTは「地域での生活を維持するため」のトレーニングです。つまり，ここでは病院から出て，地域で生きていくためのさまざまなコミュニケーションスキルの獲得がめざされます。基本的な部分ですが，実は見落とされがちな点です。

　診療報酬の枠組みのなかでSSTは，「入院生活技能訓練療法」に分類されています。要するに日本で行われているSSTの多くは入院医療機関で行われている，ということです。当然，そこでは退院後の生活を見据えたSSTが行われているはずなのですが，私がスーパーバイザーとしてさまざまな医療機関で行われているSSTを見ていくなかでは，どうも様子が異なる場面に出くわすことも少なくありません。誤解を承知で言うと，SSTが「病院の中で看護者からの視点から見て問題のない生活を送るための訓練」になってしまっているのです。これでは

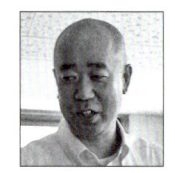

SSTがめざす本来の目的とは異なったものになってしまいます。

「医療モデル」と「生活モデル」の混在

では，なぜ多くのSSTが「病院の中で看護者からの視点から見て問題のない生活を送るための訓練」になってしまうのでしょうか。私なりにその理由を以下に考えてみました。

まずは，根本的な問題として，日本の精神科病院では「医療モデル」と「生活モデル」が混在しているということが，SSTの本来の意義を見失わせているのだと思います。本来であれば，病院というのは治療の場です。そこでは本人の力だけではどうしようもない部分を，人（専門家）の協力によって変化させていくのです。このとき，主体は比較的，専門家のほうにあります（「医療モデル」）。そして病気の部分がある程度改善し，地域生活に移行するという段になって，「生活モデル」での支援が優位になってきます。ここでの主体は，当然，ご本人に移ることになります。

「医療モデル」と「生活モデル」，この両者が入院治療のなかで結びついてしまっていることが，問題を複雑している要因の1つとなっているといえるでしょう。

目的やゴールを明確にする

入院医療におけるSSTが本来の目的から逸れてしまう原因について，まずは日本の精神科（入院）医療における「医療モデル」と「生活モデル」の混在をあげました。次に考えうるのは，SSTの「行事化」や「イベント化」です。

先ほど述べたように，SSTは入院生活技能訓練療法として診療報酬のなかに含まれています。このこと自体は歓迎されるべきものですが，この診療報酬化が「行事化」「イベント化」を推し進めてしまった感もあると私は考えています（誤解を恐れずに言えば，「診療報酬がつくから」という理由だけでSSTを行うということが起こりうる）。

SSTなどのグループを行っていく際に「グループが成長しない」「なかなか変化が起きない」「ただ漫然と行っているような気がする」という意見をよく聞きます。つまり，これはグループが「行事化」「イベント化」している，もっと言えば，そのグループを行うことそれ自体が目的化してしまっているということだと思います。

では，こうした現状を打破するためにはどのような視点の転換が必要なのでしょうか。

私が提出できる解決策は単純です。SSTを行う際にはきちんとアセスメントを行い，目的やゴールを明確にすること。これが第一歩なのではないかと思います。では「目的やゴールをきちんと明確にする」ということをより実践的・具体的に考えるとすると，どのようなものになるでしょうか。それは，SSTなどのグループを私たち看護師が普段から作成している看護計画といかに連動させていくかということになります。そうすることで，治療計画や看護計画から独立してしまうということがある程度は防げるのだと思います。

SSTなどのグループを看護計画に位置づけることを意識すると，アセスメントの段階—ここでいうとグループが始まる前の段階で，「この人には（SST）などのグループは必要ない」と

判断される患者さんも出てくるかもしれません。私は,「これはこれで構わない」と思っています。必要としない人にその支援を行っても,ただ漫然と無理やり参加させられているという認識のもとにグループが進行するだけです。看護計画の枠組みのなかでSSTや心理教育などのグループを考えることは,「いま自分たちがなんのためにこの支援を行っているのか」を見失わないために重要なことだと思います。

いずれにしても,「この患者さんの先には何があるのか」を見据えていることは重要です。と言いつつ,私もSSTに取り組みはじめた当初は,このようなことは考えていませんでした。当時の看護計画の目標には多くの場合「院内寛解」と記されていました。これではあくまで院内で使えるようなコミュニケーションスキルをいかに身につけていくか─院内のなかで自分の状態をいかに看護師や医師に伝えるかという練習課題が中心となることがありました。

もっと大きな目標やゴール,かっこいい言い方をすれば,"リカバリー向けた支援"が理想です。SSTを開発したR.リバーマンは,来日した際,東大病院リハビリテーション部精神科デイホスピタルで患者さんを前にして,その全員に「あなたは,これからどのようなことをしていきたいですか?」というようなことを尋ねました。そしてその目標を小さなステップに落とし込んでいき,本人の希望を実現させるために,どのようなことから始めたらよいかプランを立てていきました(たとえば「仕事がしたい」であれば「ハローワークへ行く」→「ハローワークで自分の仕事についての希望を伝える」など)。その場所にいた日本人の医療スタッフはそのSSTを見て驚いたのだそうです。まだ彼らにとって「患者さんの希望を聞く」という発想はなかったのです。私はリカバリーについて考えるとき,よくこのエピソードを思い出します。

相互作用
─リカバリーのプロセスを意識する

ここまで「医療モデル」と「生活モデル」の混在の弊害や,SSTなどのグループにおいて目標やゴールを明確にすることの重要性を述べてきました。最後に,グループにおける相互作用について考えていきたいと思います。

この相互作用ほど「できていると思っていても実はできてない」ものはありません。

たとえば,このような具合です。あるグループで「何か質問はありますか?」と投げかけ「統合失調症ってどんな病気ですか?」と質問が出たとします。これに対して専門家が「統合失調症というのは……」と説明を始めます。ここには表面的な言葉のキャッチボールは見られます。少なからず,この人はこれを「相互作用」と思っています。

たしかに一面的には相互作用とも言えなくはないのですが,専門家であれば,もう少し展開がほしいところです。たとえば,先ほどと同様に「統合失調症ってどんな病気ですか?」という質問に対して,自分で答えたくなるのをぐっとこらえて,「じゃあ,このグループにはほかの方もいらっしゃるので,誰か統合失調症について,イメージでもいいので教えてくれませんか?」とまわりの参加者に話を振ってみるのもよいでしょう。そうすると(うまくいけば)参加者の自然なやりとりが生まれます。こうし

て発生するやりとりを多く用いるできですし，その相互作用を通じてある種の安心や安堵が参加者のなかに生まれます。

この相互作用はリカバリーのプロセスとも呼べるものです。私は多くのグループに携わるなかで，リカバリーには「経験談を含む，ほかの人の声」が必要だと痛感しています。特にそう感じるのが家族のグループです。家族のなかで精神的な病いをもった人が出ると，まずはひどく混乱します。混乱していろいろな情報を手にしますが，そのことでかえって不安が昂進し，ひどく絶望します。以前の統合失調症に関する情報は特に，家族を悲観させるものが多かったと思います。ようやく医療につながった後でも，しばらくは混乱したままです。しかし，この混乱に変化の兆しが現れます。それが家族教室などのグループの場です。

混乱から安堵へ。最初の一歩はほかの参加者の話を聞くことから始まります。そうすることで「うちだけじゃないんだ」という安心感が生まれます。そして聞くことで，人は語りたくなります。語ることで思考・視点が転換していきます。「いつまでも子どものことが心配で……」と話していたお母さんが「自分も自分の人生を楽しんでもいいんだ」というように。家族がおのずから，楽になっていきます。これがグループのよさです。まさに「ほかの人の声」が救いとなるのです。一方的に情報を伝えるグループではこうはいきません。

こうした相互作用—リカバリーのプロセスを醸成するようなグループを運営するには，まずは自分自身がこうしたモデルをもとに行われているグループを体験することです。この体験があるかないかで，リカバリーのプロセスを意識したグループを運営できるかどうかが決まると，私は思っています。こう言ってよければ，「当事者や家族の気持ちとか立場に立てる，彼ら彼女らの気持ちを実感できるグループ」への参加体験が必要なのです。

最後に

いかにSSTや心理教育を（あるいはグループ）を意義あるものにしていくかを，「医療モデル」と「生活モデル」の混在による弊害，目標やゴールを明確にすることの重要性，相互作用の理想的な形という観点から述べてきました。最後に，これらのことと同様（あるいはそれ以上に）私が大切だと思うことを伝えておきたいと思います。

それは「自分が楽しめるかどうか」という視点です。考えてみれば当然のことです。「自分が楽しめた」という経験がなければ，ほかの参加者に同じように楽しんでもらうことは難しいでしょう。自分が楽しむことで，先ほどの「当事者や家族の気持ちとか立場に立てる，彼ら彼女らの気持ちを実感できるグループ」がどのようなものか，おぼろげながらも見えてくるのかもしれません。ぜひみなさんも，楽しんで，リカバリーに向けたグループを運営してください。

座談会

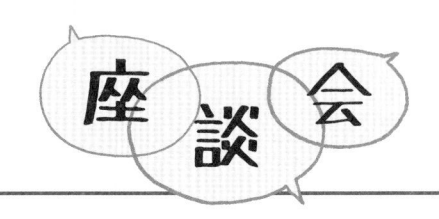

私たちの"変化"を振り返って

　本特集では，グループの力をとらえるための視点とは何かを明からにしながら，それぞれの実践を通して，グループがもたらす"変化"について見てきました。では，そうしたグループの渦中にある（医療者を含む）当事者は，自身の変化をどのようにとらえているのでしょうか。

　東京医科歯科大学医学部附属病院の精神科デイケア『からふる』では，デイケアを1つのグループと見なし，日々のプログラムや年間行事のみならず，デイケアの運営そのものにもメンバーが参画しています。ここでは，デイケアのOB，OGの方にお集まりいただき，当時を振り返りながら，グループのなかでご自身がどのように"変化"していったのかについてお話いただきます。

デイケアを利用しはじめるまで

　松岡　東京医科歯科大学医学部附属病院の精神科デイケア『からふる』（以下，からふる）では，日々のプログラムや年間行事，またデイケア全体を，メンバーとスタッフが1つのグループとして運営しています。本日はからふるでの活動を通してみなさんがどのように変化していったのか，どのようなことが回復を支えていったのかについてお話いただきたいと思います。まず，自己紹介の意味も込めて，からふるを利用するまでの経緯についてお話いただけますか。

●〈座談会参加者〉
- 松岡裕美（まつおか　ひろみ）：東京医科歯科大学医学部附属病院精神科デイケア　副看護師長
- Aさん：20歳代，男性
- Bさん：30歳代，男性
- Cさん：20歳代，女性
- Dさん：30歳代，女性

　Aさん　私は先日からふるを卒業したばかりなのですが，からふるを利用する前に別のデイケアを9か月ほど利用していました。当時は急性期の状態であったこともあり，非常に"音"に敏感でした。デイケアでも，メンバーやスタッフの話していることをすべて聞き取ろうとするのですが，それは不可能なことなのでできるわけもなく，不安になって服薬するという状態が続いていたのです。家にいても，小鳥のさえずりや隣家から聞こえてくる楽器の音でさえ気になり，それがストレスになって一向に病状が回復しない状態でした。当時の主治医には「薬を増やしてほしい」と嘆願し，薬の量も増えていったのですが，薬も合わなかったのだと思います。まったくよくなりませんでした。

　そんなある日，高熱を出して，病院に救急搬送されることになってしまったのです。そのとき入院したのは精神科ではなく内科だったのですが，内科では私のように精神疾患をもつ人にどう対応していっていいのかわからなかった

のでしょう。具合はいっそう悪くなり，本気で「自分はこのまま死んでしまうのだろう」と思っていました。

ただ，そのとき偶然に，現在の主治医がその病院に来ており，私は必死に「この世界が怖いのです」と助けを求めました。幸いそれをきっかけに，その医師が私のことを診てくれるようになり，薬の量も徐々に減らしてくれ，症状も落ち着いていきました。その後，自宅でしばらく静養した後，主治医から「もう一度，精神科デイケアを利用してみませんか」と提案され，からふるを利用することを決めました。

Bさん　私は3年前にからふるを卒業し，現在は地域活動支援センターに通いながら1人暮らしをしています。私は病院を退院してすぐにからふるを利用することになったのですが，当時は自分が病気であるということを認識していませんでした。もちろん，医師の説明や勉強会，またいろいろと本を読んだりしていたので，自分が統合失調症であることはわかっていたのですが，正確に言えば認めたくなかったのです。そのため，自立支援も使わず，障害者手帳の交付も障害者年金も拒否していました。一切のサービスを受けず，自力でなんとかやっていこうと思っていたのですが，そのことが自分にとって負担になっていることにも薄々気づいていた状態でした。

Cさん　Aさんと同じく，私も最近からふるを卒業したばかりです。私は大学を卒業し，就職に向けて活動しているなかで調子を崩してしまいました。当時も心療内科に通っていたのですが，薬が合わなくなって具合が悪くなり，こちらの病院に入院することになったのです。程なく調子もよくなり，退院が決まったのです

が，今後どうしようということになったときに，主治医からからふるの利用を勧められました。正直なところ，主治医の導きで利用を決めたので，当初はからふるに通うこと自体に積極的であったわけではありませんでした。

Dさん　私もCさんと似ています。この病院を退院する際，「社会にでて働きます！」と宣言したのですが，いきなりそれは難しいだろうということで，主治医にからふるの利用を勧められました。また，私はここの病院に初めて入院してからデイケアを利用しはじめるまでに数年間の開きがあるのですが，松岡さんとは松岡さんが病棟で働いていたときからの知りあいでした。そのため，松岡さんに引っ張られてデイケアに来たという感じです（笑）。

最初の印象

松岡　からふるを利用しはじめるまでには，それぞれいろいろな経緯があったのですね。では，実際に利用しはじめた当初はどのようなことを感じていましたか。

Aさん　通いはじめた当初は週2日ほどの利用でしたが，いまほど明るくなく，内向的で大人しい性格だったと思います。スポーツや音楽など，自分の興味のあるプログラムにだけ参加していました。そのときは，本当にメンバーやスタッフの名前と顔を覚えるのに精一杯でしたね。からふるではデイケアの活動を進めるうえで，毎日グループの司会を立候補で募るのですが，2年目になってようやくこうした司会や，年間行事やイベントの実行委員を少しずつやれるようになり，そのなかで自分にも自信がついてきたのだと思います。デイケアに慣れてきた

ということもあり，会話も徐々にできるようになってきました。

　Bさん　私は当時，自分が病気であることを受け入れられていなかったので，デイケアのメンバーに対しても正直「怖い」という印象をもっていました。そのため，最初は週1日通っていたのですが，誰とも話さず，スポーツ系のプログラムに参加するだけという感じでした。司会ができるようになるまでには，やはり半年ぐらいかかりました。

　Cさん　私の場合は，デイケアという場に不安はあまりなかったのですが，「あまり馴染み過ぎたくない」という思いがありました。先ほどお話したとおり，もともとは主治医の導きで利用することになった場所ですので，「怖い」という印象はない反面，大好きな場所ということでもなかったので……。

　Dさん　人間関係ということでいえば，私はもともと人と接せることが苦手という意識は全然なく，むしろ自分から「(仲間に)入れてください」という感じでメンバーにも声をかけていました。もちろん，デイケアに通いはじめたばかりのころは，多少の不安もありましたので，やはり話しかけられるとうれしかったですね。写真の裏にそれぞれの名前を書いて覚えて，はやく仲良くなろうとするなど，デイケアを利用しはじめた当初から人間関係はある程度意識していました。

人間関係を通した"変化"

　松岡　からふるを利用しはじめたばかりのころは，病気のことであったり，人間関係であったり，いろいろな不安や悩みを抱えていたわけですね。では，どういう経験を通して，何が変わっていったのでしょうか。

　Aさん　これは自分にとって本当に大きな変化だったのですが，からふるに通うなかで，生まれてはじめて人と目を合わして会話することができるようになりました。物心ついたころからずっと人と目を合わせることが怖くて，そのことでまわりの人たちから注意を受けることも多かったのです。ここに通いはじめた当初も，どこかで「人と付き合いたくない」という思いがあり，周囲の人たちとの間に壁をつくっていました。それが3年間通い続けるなかで不思議と変わっていったのです。

　Cさん　初対面の人であっても，いまは問題ないのですか。

　Aさん　そうですね。さすがに見た目が怖い"いかにも"な人は別ですが(笑)。不思議なのですが，気づいたらまわりの視線が怖くなくなっていました。これは自分が本当に成長できたと思えることです。

　松岡　Aさんはもともと社交的な性格だと思いますが，グループでの司会や，プログラムのコーチを務めるということは，当初からすると大きな変化でしたよね。そうした変化の背景にはどういうことが影響していたと思いますか。

　Aさん　これはプライベートな話になりますが，私は3年前に父親を亡くしました。私には兄と姉がおり，兄も私と同じ病気を抱えているのですが，親が母親だけになってしまったことで，これからは「自分たちで母親を支えていこう」という共通認識が兄や姉との間に生じたのです。それまで兄や姉との会話はほとんどなかったのですが，父親の死をきっかけに家族のコミュニケーションも大切にしていかなけれ

ばならないと思ったのでした。

　からふるは，私にとって「コミュニケーションを練習する場所」という意識が強かったのだと思います。ですから，少しずつですが，ほかのメンバーと話をしよう，司会や実行委員もやってみようと思えてきたのだと思います。そのほかにも，『文京区 こころのふれあいをすすめる会』という会が主催するボーリング大会で，私はからふるのPRを担当したこともあったのですが，そういう経験を積むなかで自分に「自信」がついてきたことが，自分の成長につながったのだと思います。

　Cさん　私は反対に，からふるでは「人と適度な距離」をとるということがテーマでした。大学時代，私は近すぎる人間関係でつらい経験をしたので，ここではメンバーともすごく近い距離で仲良くしてきたわけではありませんでした。そういう意味では，目標のとおりに適度な距離感を保ったまま3年間を過ごすことができました。

　先ほどお話したとおり，私は当初からふるを利用することに積極的であったわけではありません。「やがて出ていく場所」という意識が強かったからだと思います。しかし，実行委員などの仕事があると必然的に参加する回数も増えていきますので，しだいにデイケアにも馴染んでいき，気づいたら中心メンバーの1人になっていました。そのなかで，たとえば料理のプログラムで自分が作りたい料理のレシピを提案するなど，積極的に参加するようになったことで，自分も変わっていったと思います。思うに，デイケアに漂う「安心感」も変化を支える1つの要素だったと思います。

連帯感と責任感

　松岡　からふるでは，毎日その日のグループの司会を立候補で募ったり，朝や活動終了後のミーティングなどで，とにかく自分のことを話す場面が多いですよね。Bさんは，最初はとてもクールであまり自分のことを話さなかったイメージがあります。

　Bさん　たしかに，最初は怖くて自分のことをなかなか話すことができませんでしたね。自分が変わっていったのは，やはり自分の病気を受け入れることができるようになったことが大きかったのだと思います。からふるに通うなかで，同じような病気や悩みを抱える仲間ができ，そうしたメンバーの姿を見ながら，「このままでいいのかな」とありのままの自分を受け入れられるようになっていきました。そのことで，救われた気持ちにもなり，さまざまな支援サービスも利用しようと思えたのです。

　司会を引き受けるようになったきっかけは，少し不純な理由であったかもしれません。私には，慕っているスタッフがいたのですが（この人がからふるの利用を勧めてくれたのですが），ある日その人が退職することが決まったのですね。そこで，その人が退職する前に「ここまで回復できました」「こういうことができるようになりました」という姿を見せたかったのです。

　松岡　Bさんは，その後も運営ミーティングで活発に意見を出してくれたり，司会に立候補する人がなかなか増えてこないことを心配してくれるなど，デイケアの運営についてもずいぶんと心配してくれましたよね。

　Bさん　それは自分自身というよりも，自分が所属しているグループをもっと居心地のよい

場所にしたい，よりよい場所にしたいと思えるようになってきたのと，思いを同じくする仲間が増えたからだと思います。朝，デイケアが開くと同時に中心メンバーが集まって「昨日は俺が司会をやったから今日はお前がやれよ」とか，司会の立候補がない場合には互いにアイコンタクトをとりながら自分たちでその役割を引き受けたりしていましたね。また「あの人は司会をやってみたいようなのだけど，なかなか勇気がもてずに踏み切れないでいるみたい」という話を聞けば，「じゃあ，今日はその人の側に座って『一緒にやってほしいのですが……』という形で誘ってみようよ」ということなども，メンバー同士で話していました。

Aさん　いまとはずいぶんと雰囲気が違ったのですね。

Bさん　実は，私が入ったばかりのころのからふるは，それほど活発なデイケアではありませんでした。いまお話したようなことをメンバー同士でやりはじめるようになってから，デイケアの空気がガラッと変わったように感じます。

　Bさんがお話していたように，私自身も司会をやったりするなかで，自信といいますか，達成感や充足感を感じられるようになっていったのだと思います。それに加えて，人に気を配ることや手助けをするなかで，自分のなかに「優しさ」といった新たな感情が芽生えたことを感じ，それが自分の成長につながったと感じています。ですから，後輩メンバーが1人立ちする姿を見ていると自分のことのようにうれしかったですね。スタッフ頼みではなく，メンバーの連帯感や責任感，そういうものを通して自分は回復していけたのだと，いまは思っています。

理解してくれていたからこそ

松岡　Dさんはどうでしょうか。

Dさん　私がデイケアで担当したのは，クリスマスのハンドベルの実行委員と皮細工のプログラムのアシスタントの2つで，実はグループの司会は一度もやったことがありません。そのハンドベルの実行委員にしても，気づいたら松岡さんに担当させられていました（笑）。ただ，そこには私のことを考えての意図がありました。

　これは私の性格でもあるのですが，私は松岡さんの言葉を借りると"手を抜けない病"なのです。どういうことかというと，自分でとても高いハードルを設定してしまうのですが，それはとても実現できないような無理難題で，それを達成しようとするうちに苦しくなり，具合が悪くなってしまうのです。からふるを利用する前は，本当にそのくり返しでした。

松岡　思い出しました。Dさんは毎日の司会にはあまり向かないだろうと思ったのですね。Cさんはなんでも完璧にこなそうと思ってしまうので，毎日司会を続けていけばいずれ消耗してしまうだろうと考えたのです。ハンドベルの実行委員も長丁場で大変な役割なのですが，絶対こちらのほうがCさんには向いていると思い，気づいたら実行委員の欄にCさんの名前を書いてしまっていました（笑）。

Dさん　司会を続けていたら確実に倒れていましたね。それに，自分では実行委員に立候補することも絶対になかったと思います。実際に実行委員を務めるなかで，人と協力しながら，無理のないところに物事を落ち着かせるにはどうすればよいのかということを学べたと思いま

特集 グループの力をとらえなおそう

す。何よりいま松岡さんがお話してくれた意図についても説明を受けていたので，このとき自分の"病気"についてあらためて考えることもできました。

　私がからふるに通うなかでの大きな目標は，生活リズムを整えることと，物事の考え方を変えていくことでした。たとえば，人に何か言われたとき，それを悪口や文句ととらえてしまう傾向が私にはあったのですが，それとは別のとらえ方があるということを自分のなかに定着させていくことがここでの目標でした。実行委員もそうですが，デイケアでの活動を通して，私は自分の考え方を見直すことができたと思っています。そしてそれができたのは，松岡さんをはじめ，まわりの人たちが私のことを深く理解してくれていたからだと思っています。

松岡　グループのなかで責任をもちながら自分で決めること，その活動のなかで役割をもって何かを「やれた」という達成感や自信を得たこと，あるいはメンバーやスタッフとのかかわりのなかで助けあいや優しさといった「感情」をもてたことが，みなさんの回復を支えていったという感じがしますね。

Bさん　あと，先ほどCさんが話していたように，その場の「安心感」も大切だと思います。デイケアというグループに馴染んでいくなかで，「自分でもできるかな」「自分の力を発揮してもよいのかな」，あるいはここでなら「失敗してもいい」と思えたことが，自分の回復を支えていたと思います。失敗しても，ここには助けてくれる人たちがいますから。

スタッフに望むこと

松岡　ここまで，デイケアやグループの活動を通して，ご自身がどう変化・回復していったのか，その過程を振り返っていただきました。そのなかでスタッフに期待する役割について何か思うことはありますか。

Aさん　私は，プライベートのことも含めてサポートしてくれることですね。以前，あるメンバーとメールでのやりとりがきっかけでトラブルになってしまったことがありました。しばらくして振り返ると，相手にも非はありますが，私にも非があったのではないかと思うようになったのです。そこで，そのことを松岡さんに相談すると，親身になって相談に乗ってくれて，謝罪のメールの文面を一緒に考えてくれました。そうしたサポートがなければ，そのメンバーとのせっかくの関係性は途絶えてしまっていたと思います。

　デイケアという場では，メンバー同士や，メンバーとスタッフの間でどうしてもトラブルが生じてしまうことがあるのではないでしょうか。スタッフには，そうしたグループ全体のことを視野にいれて，時に解決に向けて力になってくれることを期待します。

Dさん　また松岡さんの話になってしまうのですが，私は20代の初めに入院し，そのときから松岡さんにお世話になってきました。そのため，先ほどの実行委員のこともそうですが，私の性格や具合が悪くなるパターンを本当によく理解してくれていて，そのうえで時に私の気づいていないところを指摘してくれたり，さりげなくサポートしてくれました。そうした経験から，スタッフにはメンバー個人の性格や具合

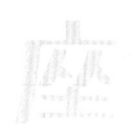

が悪くなるパターンなどをよくみて，理解していただけるとありがたいと思います。そういう理解や信頼関係があると，何か問題があったときにも，「この人の言うことなら聞いてみよう」と素直に思えるので。

　Cさん　私も，デイケアのなかでのこと，あるいはデイケア外のことであっても，人間関係や具合が悪いときには話をよく聞いてもらいたいです。たとえば，友達にそれらの悩みを相談しても「とりあえず酒でも呑めよ」といった，その場しのぎのアドバイスしか得られないのですね。スタッフはやはり専門家でもあるので，病気のことなど，一般の人にはわかってもらえないこともわかってもらえるので，何かあったときにはじっくりと話を聞いてもらえると助かります。

　あと，グループのなかにベテランのスタッフがいると助かります。正直なところ，経験の浅いスタッフには，心から甘えたり頼ったりすることはできないので……。

　Bさん　わかります。経験の浅いスタッフには，反対に「俺らで育てていこう」という意識をもちますよね。「育てる」というよりも，「一緒に成長していけばいいよね」という感じです。

　私は，スタッフには手を差し伸べてほしいとは思いますが，過剰に引っ張ってくれなくていいとも思います。グループがスタッフ主導だと，どうしてもメンバーは「管理されているな……」という意識をもってしまいます。自由にさせてくれる，だけど締めるところは締めてほしい。つまり，自由と責任を与えてくれる信頼関係が，スタッフとメンバーの間に成立していることを望みます。"グループ"というからには，スタッフもメンバーも同じ"仲間"のはずですから。

　松岡　グループ活動や運営については，メンバーを信用してある程度任せてほしい。しかし，それは放ったらかすということではなく，いざというときには手を差し伸べられるような関係性をつくることが大切なのですね。

デイケアという場を振り返って

　Bさん　今回，自分のデイケアでの経験を振り返り，これからデイケアを利用する後輩たちに伝えたいのは，まずは「甘えてもいい」ということです。まずはグループに身を任せ，やがて慣れてきたら，今度は自分が「甘えられる」場としてのデイケアの運営に努めていけばよいのではないかと思います。

　Dさん　みなさんのお話を聞いて，デイケアの利用の仕方，実行委員や司会に臨むスタンスは，それぞれ全然違うものだということがよくわかりました。実はデイケアに通うようになってから，私は大きく調子を崩すことが一度もありませんでした。あらためて，デイケアというグループの力はすごいなと感じます。

　Cさん　「居場所」があることの意味は，やはり面白いものだと思いました。居場所があることで安心できるといいますか，地に足が着く感覚を得られるのですよね。

　Bさん　今日お話していくなかで，以前どこかで聞いた『人は孤独のなかでは回復していかない』という言葉を思い出しました。ここには，メンバー同士の横のつながりもありますし，いざというときに支援してくれるスタッフもいます。本当によいデイケアだったと思います。

〈終〉

TOPICS

精神科認定看護師制度 平成27年度改正
～精神科看護の知見を実践に～
一般社団法人日本精神科看護協会

●精神科認定看護師制度の変遷

精神科認定看護師制度（以下，認定制度）は平成7年に創設され，4つの分野を規定していました。その後，平成19年に制度改正を行い，10の領域に細分化されました。領域を細分化したことにより実践の範囲が明確化されましたが，精神科認定看護師の活動の場や役割を発揮する機会が領域に限定されてしまう側面がありました。また，近年の精神科医療では，多様な課題をもつ対象者が増え，看護の現場では複数の領域が重なり合う看護実践が求められています。このような多様な課題をもつ対象者への看護は，対象者を的確にアセスメントし，精神科看護の専門的な知識を応用することができる精神科認定看護師がその役割を発揮することによって質の高い看護の提供ができるといえます。このようなことを背景に，平成23年度から認定制度の見直しについて検討し，平成27年度に認定制度を改正することになりました。

今回の制度改正では，受講資格審査の要件，教育カリキュラムの充実などを行いました。受講資格審査から精神科認定看護師の資格を取得するまでの流れは変更がありません（図1）。

●精神科認定看護師の役割

制度改正後の精神科認定看護師の役割は，精神科看護の知識や技術を用いて質の高い精神科看護を実践すること，相談・指導・知識の発展としています（表1）。精神科看護の現場で起こるさまざまな臨床状況に対応する力を発揮し，他部門との連携，調整役，看護上の困りごとの相談役，院内教育を活性化させるなどの活動を通して現場の精神科看護を向上させます（図2）。

●認定制度改正の概要

認定制度改正の概要を表2に示しました。受講資格審査の出願要件や教育課程，認定試験など精神科認定看護師を養成する一連の過程を中心に見直し，教育カリキュラムの充実をはかりました。

●受講資格審査

受講資格審査は，精神科認定看護師教育課程を受講するための入学試験に該当します。この受講資格審査に合格することによって精神科認定看護師をめざすための研修会を受講することができます。

今回の制度改正により出願要件は，看護師免許取得後，「精神科看護の実務経験が5年以上」に引き上げられました。これは，教育カリキュラムの要である実習において専門的な知識や技術を深めるうえで精神科看護の豊富な経験が必要であることから出願要件が引き上げられました。また，精神科看護の実務経験は，精神科病棟における看護実践に限定していません。たとえば，精神科外来やデイケアでの勤務経験や精神障がい者や認知症患者を対象とした訪問看護なども精神科看護の実務経験に含まれます。

審査は，これまでと同様に小論文と書類審査

TOPICS

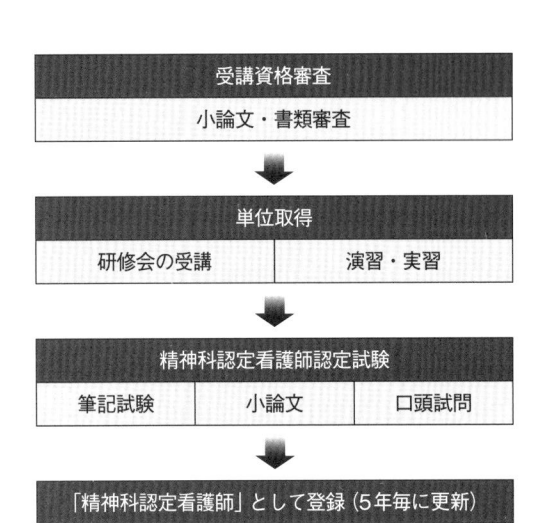

図1 精神科認定看護師になるまで
（平成27年度改正以降）

```
受講資格審査
  小論文・書類審査
      ↓
    単位取得
  研修会の受講 | 演習・実習
      ↓
精神科認定看護師認定試験
  筆記試験 | 小論文 | 口頭試問
      ↓
「精神科認定看護師」として登録（5年毎に更新）
```

表1　精神科認定看護師の役割

新制度
・すぐれた看護実践能力を用いて，質の高い精神科看護を<u>実践</u>すること。 ・精神科看護に関する<u>相談</u>に応じること。 ・精神科看護に関する<u>指導</u>を行うこと。 ・精神科看護に関する<u>知識の発展</u>に貢献すること。

を行います。小論文では，設問の意図を理解する力や自分の考えを表現する力，文章構成力などを審査します。小論文の問題は当日に提示されるテーマにそって書きます。小論文の基本的な書き方を勉強しておくことをお勧めします。書類審査では，出願要件等に関して審査をします。書類の記載漏れや誤字脱字には気をつけてください。

● 教育課程の概要

カリキュラムの再編にあたっては，これまでの10領域で学習したことを網羅することにとどまらず，看護実践能力を高めるために臨床薬理学，精神科診断治療学，フィジカルアセスメントの科目を充実させました。精神科看護の対象者を多角的にアセスメントし，さまざまな臨床状況に対応する能力や精神科認定看護師の役割を実践する力を身につけることをねらいとしています。

平成27年度から実施する精神科認定看護師教育課程は，「基礎科目」「専門基礎科目」「専門科目」「演習・実習」から構成されています（表3）。基礎科目では，精神科認定看護師としての役割を実践するうえで必要となる基本的な知識を学びます。専門基礎科目では，精神科看護の対象者のライフサイクル，疾患，治療を学び，精神科看護の対象者のニーズを的確にアセスメントする力，多職種と連携する力を養います。専門科目では，精神科看護に共通するスキル，地域生活の支援，特殊な治療環境における看護を学び，高い実践力を養います。

そして，実習では，各科目で学んだ知識を

精神科認定看護師制度　平成27年度改正

実践	相談	指導	知識の発展
・的確なアセスメント ・質の高い看護実践 ・多職種連携・調整　など	・看護職等への助言 ・精神科看護に関する相談への対応　など	・看護職等への教育的なかかわり ・組織内の活動の活性化など	・看護研究論文の発表など

図2　精神科認定看護師の役割と実践内容

表2　制度改正の概要

	現行	新制度
受講資格審査	・出願要件 看護師5年以上 （そのうち精神科看護3年以上かつ専攻領域の経験1年以上）	・出願要件 看護師として精神科看護経験5年以上
教育課程	・単位数：32単位 ・10の専攻領域から1つを専攻 ・見学実習・施設実習の実施	・単位数：38単位 ・専攻領域を統合したカリキュラム ・臨床薬理学，精神科診断治療学，フィジカルアセスメントの充実 ・中間試験の実施 ・見学実習の廃止と，外来・在宅実習の充実 ・演習・実習指導体制の強化
認定試験	小論文・筆記試験・面接・口頭試問	小論文・筆記試験・口頭試問
登録	専攻領域ごとに登録	精神科認定看護師として登録
更新	専攻領域ごとの活動実績ポイントを設定	活動実績ポイントのポイント数の改正

統合し，精神科認定看護師として主体的に活動するための基盤を養います。特に質の高い看護実践を行うためには入院医療の視点だけではなく，地域生活の視点を養う必要があります。そこで，外来・在宅部門における実習を強化し，地域生活を支援する制度や支援の方法，関係機関との連携を実践的に学びます。

また，実習前の指導についても強化をしていきます。実習目標を明確にして実習に臨むことによって，実習で効果的に学習をすることができるようになります。

なお，すべての単位は2年以内に取得することで，認定試験を受けることができます（表4）。

●これから精神科認定看護師をめざす方へ

精神科認定看護師教育課程に関する研修会は，当協会の東京研修会場または京都研修センターにおいて開催します。平成27年度は，新

TOPICS

表3 新カリキュラムの概要

	概要	科目名	単位数	受講日数
基礎科目	精神科認定看護師としての役割に関する知識と技術を習得する科目	看護倫理	1	2
		情報管理と表現法	1	2
		精神科看護に関連した法規と制度	2	4
		対人関係論	1	2
		リーダーシップ論	1	2
		看護サービス論	1	2
		コンサルテーション論	1	2
		教育論	1	2
		看護研究	1	2
		医療安全管理	1	2
		臨床薬理学	2	4
専門基礎科目	精神保健医療福祉に関する専門的な知識と技術を習得する科目	精神科診断治療学	4	8
		精神薬理学	1	2
		フィジカルアセスメント	3	6
		チームアプローチ論	1	2
		精神保健福祉	2	4
		家族関係論	1	2
専門科目	精神科看護に関する専門的な知識と技術を習得する科目	精神科看護学	2	4
		精神科救急・急性期看護	1	2
		行動制限最小化看護	1	2
		退院調整	1	2
		精神科訪問看護	1	2
		リエゾン精神看護	1	2
演習実習	基礎科目・専門基礎科目・専門科目で習得した知識と技術を活かし，精神科認定看護師としての役割を実践的に習得する科目	演習	1	4
		実習Ⅰ	3	18
		実習Ⅱ	2	12

　カリキュラムによる研修会を東京研修会場で開催する予定です。この研修会は基本的には年に1回の開催で，年度毎に東京と京都で交互に開催をします。実習については，協会指定の実習施設において実施します。実習にあたっては，勤務先に近い施設にならない場合もあります。

精神科認定看護師制度　平成27年度改正

表4　新カリキュラムにおける修業年限および受講料など

- 修業年数
  2年以内（8ヵ月コース，2年コースのどちらかを選択）
- 受講日数
  研修会・演習は合計68日，実習は実習Ⅰが3週間，実習Ⅱが2週間
  中間試験の日数は含まれていません
- 受講料
  55万円（概算，テキストや試験等の費用は含まない）

表5　精神科認定看護師の養成にあたり各病院の工夫の例

- 費用について
  受講料は本人負担とし，旅費は病院負担
  全額病院負担
  病院が奨学金を貸与する（資格取得後に返済）
- 勤務の取り扱い
  全日程を出張
  休日と出張を組み合わせる
  休日や有給休暇で足りない日数を出張にする
- その他
  勤務調整がしやすいように人員配置の多い病棟に配置転換をする
  職場で理解が得られるように看護管理者からスタッフに協力を求める

そこで，精神科認定看護師教育課程を受講するにあたっては，長期間職場を不在にすることが可能であるかということを職場の管理者に確認をしてください。また，健康に不安のある方，育児や介護が必要なご家族のある方も十分なご検討をお願いします。研修会と実習の全課程に出席できるように準備をしてください。

それから，当協会で開催している日本精神科看護学術集会には，精神科認定看護師の方と話すことができるブースがあります。精神科認定看護師から直接，情報収集をしてみることで，研修会や実習が具体的にイメージできるかもしれません。

●看護管理者の方へ

当協会の精神科認定看護師は559名となりました（平成26年4月）。特に最近では，各病棟に精神科認定看護師を配置している病院が増えてきました。精神科認定看護師を養成するうえで，各病院で工夫していることを教えてほしいというご意見も寄せられています。各病院で工夫していることについて表5にまとめましたので，ご参考としてください。

また，精神科認定看護師を養成するにあたっては，ぜひ，資格取得後の実践について話し合いの場を設けてください。看護管理者が求めていること，本人がめざしていることをお互いに共有することで，資格を取得した後に看護チームや組織において，効果的な実践が期待されます。

●おわりに

精神科認定看護師教育課程は，勤務を続けながら学ぶことができるという特長があります。これまでの実践経験をもとに，「なぜ？」「どうして？」と精神科看護を探求しながら，同じ目的をもつ仲間と共に研修会や実習を通して学び

TOPICS

を深めていきます。その経験や仲間とのネットワークは，今後の精神科看護実践の財産になっていきます。1人でも多くの方に精神科認定看護師をめざしていただきたいと思います。

　また，当協会のホームページでは，認定制度に関する情報を随時，更新をしていきます。ぜひ，アクセスしてください。認定制度に関してご不明な点は，協会事務局認定担当にお問い合わせください。

精神科認定看護師制度の改正準備プロジェクトメンバー（平成25年度）

○遠藤淑美（当協会業務執行理事・教育認定委員長／大阪大学大学院医学系研究科保健学専攻）
　吉浜文洋（当協会業務執行理事／佛教大学保健医療技術学部）
　萱間真美（当協会教育認定委員／聖路加国際大学看護学部）
　榊　明彦（「薬物・アルコール依存症看護」科目担当講師／医療法人社団翠会成増厚生病院）
　麻場英聖（公益財団法人復康会沼津中央病院）
　草地仁史（山陽学園大学看護学部／精神科認定看護師）

第9回精神科認定看護師受講資格審査

精神科認定看護師教育課程の平成27年度受講生を下記のとおり募集します。

(1) 募集人員　100名
(2) 出願期間　平成26年9月1日(月)～平成26年9月30日(火)(必着)
(3) 出願資格　別記,表1(1)～(2)の条件を平成26年9月30日時点で満たす者。
(4) 出願書類　別記,表2(1)～(4)
(5) 審査日程　平成26年11月5日(水)
(6) 審査会場　下記の①～③より1つの会場を選択
　　①東京会場(東京研修会場)　②京都会場(京都研修センター)
　　③福岡会場(日精看ネット九州)
(7) 審査科目　小論文,書類審査
(8) 出願先　出願書類は,小論文の審査を受ける会場へ送付。
　　①東京会場：〒108-0075　東京都港区港南2-12-33 品川キャナルビル7F
　　　　　　　　日本精神科看護協会　受講資格審査出願係
　　②京都会場：〒604-8166　京都府京都市中京区三条通烏丸西入御倉町85-1 烏丸ビル8F
　　　　　　　　日本精神科看護協会　京都研修センター　受講資格審査出願係
　　③福岡会場：〒810-0005　福岡県福岡市中央区清川3-14-20　福精協会館2F
　　　　　　　　日本精神科看護協会　日精看ネット九州　受講資格審査出願係
(9) 資格審査料　会員：15,000円,非会員：25,000円
　　資格審査料は出願書類を受理した後,振込用紙を送付。
(10) 審査結果　平成26年12月9日(火),本人へ書面による通知。当協会ホームページでも公表。
(11) その他
　　出願にあたっては,「第9回精神科認定看護師受講資格審査のご案内」(7月発行予定)を参照すること。受講資格審査の詳細は,当協会ホームページで7月に公表の予定。

表1　出願できる者の条件

(1) 日本国の看護師の免許を有すること。
(2) 精神科認定看護師として必要な実務経験を積んでいること。ここで必要な実務経験とは,看護師の資格取得後,通算5年以上の精神科看護実務に従事していること。
　①出願者は,臨床で実務を行っていること
　②出願者が臨床で実務を行っていない場合は,精神科看護を実践する場を1か月に28時間以上(週7時間程度)もち,それを証明すること

表2　出願書類

(1) 精神科認定看護師受講資格審査出願書(様式1)
(2) 受講資格審査出願者勤務状況証明書(様式2-1)
(3) 精神科看護実務経験報告書(様式2-2)
(4) 看護師の免許証の写し

＊日本精神科看護協会ホームページからダウンロードできます(7月以降)。

1/2フィクション

過古のひと
夜明け前の看護譚

重黒木 一
じゅうくろき はじめ
慈友クリニック（東京都新宿区）

イラスト：長谷川貴子

第2回 耳は，どこだ（前編）

　昭和44（1969）年，冬。
　閉鎖病棟には90人の患者がいた。すべて男性である。6畳間に8人の患者が生活をしていた。その環境は，窮屈で喚気が悪く，とても「快適」とは言い難い。そんな病院に勤めはじめてから，かれこれ3年目を迎える。この環境に慣れてしまうと，息苦しさも成りを潜めてしまう。

＊

　入院患者は，自室で閉じこもっているひとが多い。患者は，思い思いに自分なりの安全なテリトリーを確保しながら，生活を送っていた。そして，おおむね平穏無事な日々が流れていた。しかしながら時として，奇声を上げるひと，興奮するひと，過食や拒食，他害や自傷などの問題に直面することがある。
　その原因としては，それぞれのテリトリーの中で守られている心の風船に，悲喜交々とした人間模様の刺激が加わることで起きる症状の悪化だ。刺激によって，心の風船は割れるか萎んでしまう。いったん形を失ったものは，なかなか修復できず，生活の礎石は揺らいでしまうのだ。病棟での人間関係は，そのような繊細さ，敏感さをもっていた。
　看護体制は日勤帯10名前後，夜勤帯は看護補助とペアで2人の勤務となる。看護婦（当時

の呼び名だ）の人数の変化によるのか，時として，患者は昼と夜とでその姿は変わる。日中は，看護婦のマンパワーで安心して生活を送っているひとたちも，夜間は看護婦が2人体制になるため，不安が押し寄せ潜在的な妄想にスイッチが入るひとが多い。

そうすると，患者は漠然とした不安が頭の中を駆け巡り，暴力，不眠，いらいらなどを他人に向けて，その不安から自分を守ろうとする防御反応を起こす。

このようにいったん妄想のスイッチが入ってしまうと，病棟は喧騒が増し，落ち着きのない患者が多くなる。よって夜の病棟は，さまざまなエピソードや事故が複数にわたり点在することになるのである。

*

季節は12月の半ば。病院周辺の住宅地では，ちらほらとイルミネーションを飾る家が目を引くようになる。現在，夜中の四時過ぎである。もうすぐで夜勤が終わる。ちょっと小腹が空いたので持参したインスタントラーメンを作って相方と食べることにした。インスタントラーメンといっても，いまと違ってお湯を注げば簡単にできる代物ではない。袋に入っている固い麺をしばらく煮て作るものだ。ラーメンを作りながら，病棟の廊下を歩いている患者さんを隈なく観察する。

病棟の中は勤務室から，一直線に伸びた長い廊下を一望できる観察しやすい環境になっている。ただ欠点として，消灯後は薄暗い常夜灯に切り替わるために，人影がぼんやりとしていることである。神経を集中し，目を凝らしながら観察しないと，歩いている人を特定しにくい明るさである。

その薄暗い廊下の向こうから，だるそうにゆっくりと勤務室の私たちに近づいてくる患者さんがいる。手持ちの懐中電灯でその人を確認すると，かれこれ10数年入院している38歳の山川さんだった。

山川さんの様子が何となくおかしい。顔色が青白く，しかも悲しい顔をしている。胸騒ぎを感じて「ピリピリッ」と，鋭い針が脳裏を突き抜けた感じがした。同時にぞくぞく感を身体全体で知覚した。

「山川さん，おはようございます。顔色が優れないですけど，どうかしましたか？」

「うーん。何となく右の耳が痛痒いんです」と，か細い声だ。その声はいまにでも，息が途絶えそうな老犬みたいだ。廊下が薄暗いので状況がまったく掴めない。とりあえず勤務室の中に入ってもらった。

恐る恐る，痛がっている耳元を観ようとするが，長い髪の毛が肩甲骨の付近まで伸びていて，しかも髪油とふけでべたべたしていて患部が見えづらい。しかも毛先がくねくねと蛇行して縮れている。少しずつ，絡まった髪の毛を丁寧に掻き分けていくと，赤黒く溶けかかっているチョコレート状のものが，髪の毛の先端にべったりとこびり付いている。さらに細かく掻き分けていくと耳がぐしゃぐしゃに潰れているようだ。

いや，潰れているのではない。耳がなくなっているではないか。

「うあぁぁぁ！　なんだ，なんだこりゃ！耳が潰れている！　というか耳がないぞ！」そう私は絶叫した。夜勤の相方も，その状況に慌

てふためいている。

「ほんとだ！　どうしょう……どうしょう……どうしたんだよ!?」と，相方は室内を無意味に右往左往しながら歩きまわっている。

「しっかりしろ，落ち着け，慌てるな」と私は声をかけるが，そう言っている自分も相当に慌てている。私は，天を見上げながら，「落ち着け，落ち着くんだ」と，こころに叱咤激励して冷静さを装ったが，とにかく息苦しいので，深呼吸をしながら胸の高鳴りを抑えた。

山川さんの耳元を押さえた手の平からは「どくっどくっ」と血液が流れて，拍動音とともに大きく波打つ感覚が伝わってくる。状況がまったく見えてこない。

「どうして耳がないのか」と考えている場合ではない。まずは耳元から出ている出血を止めなければと自分に言い聞かせる。

再度，気を引き締めて耳元を良く観察してみると，最初は髪の毛が長くてわかりづらかったが，右首筋にかけてどろどろした血液が，土石流みたいに固まりながらゆっくり流れている。それは初めて目にする，何とも言い難い異様な光景だ。同時に強烈な異臭が鼻腔を貫いていく。その臭いは道路補修に使用する塗りたてのコールタールのようだ。

「こりゃひどい……ひどすぎる」。その傷口は鮮明な画像として私の脳裏に焼き付けられた。私は全身から血の気がなくなったような錯覚に陥り，手が不随に，しかも小刻みに震えているのが自覚できた。一瞬のうちに眠気も吹き飛び，交感神経が優位に鋭く反応して，こころの中の配線がぐちゃぐちゃに絡まった。

＊

この事故の重大さが意識できるのに何分かかったのかわからない。わからないが，山川さんに，いまのありのままの状況を伝えた。

「やや山川さん。耳がないよ，血がいっぱい出ているよ。どうしたの？」

「うん，うぅーん」

山川さんはそう呻きながら，大きく「ふう〜」と，苦しそうに息を吐き出した。そして何を思ったのか「にやっ」と含み笑いをする（その笑みが何を意図としているかは知る由もない）。そして，小さな声で「あれっ」と，言いながら突然，我に戻ったかと思うと，「うん，だって，でも，ふにゃ，あっ！」など，意味不明なことをぶつぶつといいながら，右手で患部を触り，耳を掻き毟るようなしぐさを見せている。

「触らないほうがいいよ。黴菌がはいったら困るから，それよりどうして耳から血が出ているのかな？」

「えっ，知らないよ，わからないよ，だって」と，言葉が少ない。

「耳から血が出ているんだよ，痛いでしょう。痛くないの？」

「うっうん，痛い。でも痛いというか，痒いんです」

山川さんは苦痛な表情はあまり見せない。我慢しているようでもない。まだ事の重大性を飲みこんでいない様子に見受けられた。

いまはいろいろと考えている場合ではない。「とりあえず救急車を呼ばないと，いや当直の医師にまず電話しないといけない」と，こころが急ぐ。その反面「落ち着け」と，気合いを入れながら自分に言い聞かせる。そして，相方に医師に連絡を入れるように指示するも，放心状態だ。目もうつろでふにゃふにゃな状態で椅子

に腰かけている。

「こりゃ，ダメだ」と思った私は，咄嗟にちり紙数枚で患部を圧迫して，「押さえといて」と，指示して医師の当直室へと走った。

ドン，ドン，ドンと部屋のドアを叩く。「先生，先生，たいへんです。患者さんが耳から血を流しています。耳がないんです。起きてください。お願いします」と，ドア越しから大声を出した。しかし部屋の中からは返事がない。

「せん，せん，せんせぇ～い。起きてくださ～い！」

再び大声で呼びかける。そのドアをノックする音と，私の大きな声が病院全体に反響する。トンネルの中で大きな声で叫び反響しているかのようだ。しばらくして，ごそごそと人の動く気配が伝わってきた。そして中から返答があった。

「なんだなんだ。こんな時間に大きな声を出して。うるさいよ」と院長の声だ。

「先生，耳がないんです。そして血が，血が，いっぱい出ているんです」

「耳がない？　誰の耳がないんだ。どうしてないんだ」と，叫びながらパジャマ姿のまま，院長が出てきた。そして何を思ったのか，突然走りはじめた。

「カン，カアン」と，ハンマーで鉄筋を叩くようなけたたましい音が廊下に響き渡る。その余りの激しい音にびっくりして，何気なく院長の足元に目をやると，慌てていたのか，トイレ専用の便所の下駄を履いて走っているではないか。しかも走る方向は病棟と逆の方向だ。

「先生，病棟は反対の方向です」

「早く言え。バカ野郎，どこだあ，場所は！」怒号が飛ぶ。はぁはぁはぁという，院長の乾いた呼吸音が静寂な廊下に響き渡る。

*

ようやく病棟に到着した。うずくまって椅子に腰かけている山川さんを見るなり院長は，

「どうしたんだ。君。何があったんだね，耳がないのか，どうしてないんだ」と問いかけた。

「……うぅん」

「『うぅん』じゃないよ，どうしたんだと聞いているんだ」

「……」

山川さんは応えようとはしない。押し問答をしている場合ではないと思った私は，「先生，先に耳元を診てくれませんか。そして手当てをお願いします」と叫んだ。「わかっているよ。黙っていろよ。君は！」と言いながら，院長は顔をこわばらせている。そして耳元に手を触れた瞬間，院長は「うわぁ，なんだぁ，こりゃあ……」と言って絶句した。事の重大性を悟ったようだ。院長はしばらく瞬きもしないで，ひたすら耳元を見つめている。

「先生，どうしましょうか。指示してください」

「わかっているよ。本当にお前はうるさいよ。いちいちと細かいよ！」

院長は気が動転しているのか，処置のため，処置台からピンセットをとろうとした瞬間，ピンセットすべてを床に落としてしまい，四方八方に散乱してしまった。器具が床に落ちる頭を突き刺す音がこだまする。

しばらく手まどっていると院長は「俺は白衣を着てくるから，血管確保しておけ」と言い残し，院長は当直室に戻った。

私は指示通り，リンゲル液で血管確保をして

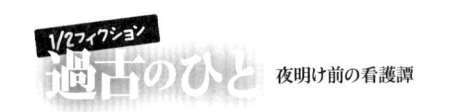

1/2フィクション 過去のひと 夜明け前の看護譚

待機した。

しばらくの間，院長が戻ってくるのを待ったが，なかなか戻ってこない。心配になり電話を入れるがなぜか話し中である。こんな状況なのに，誰と話をしているのだろうと不思議に思いつつも電話をかけ続けた。数分後，改めてダイヤルを回す。「ツーツー」。やはり話し中である。これじゃ埒が開かないと思った私は，再び当直室へと駆け込んだ。

「先生，先生，まだですか」と，ドアを叩くが返事がない。やむを得ず，そっと当直室に入るが，人のいる気配がない。ふと，当直室の窓から外を見ると，院長が薄暗い所で呆然と立ちすくんでいる。どうしていいかわからずに考えているような，あるいは悩んでいるような。院長はそんな私に気がついて，我に帰り，再び病棟に向かって走った。

「おい。縫うぞ。準備しろ。先ずはキシロカインだ」

「わかりました」

「早くしろよ。グズグズするな」

「いま，準備しています」

「遅いんだよ。もっと手際よくやれないのかよ。まったくぅ」

必要物品が揃ったので院長に器具を渡すと「膿盆は？ 脳盆がないとダメだろう。汚物は，どこに置くんだ，ばっきゃあろう」と怒声が飛ぶ。

ようやく縫合が始まった。患部の表面は古い血液で何層にも重なり，コールタール状だ。もうどこが傷口がわからないほどぐちゃぐちゃだ。

「よしっ，1か所は縫った。次はどこだ，縫うところはどこだ！」

「先生，傷口がぐちゃぐちゃに固まっていてわかりません。耳元をセイショクで洗いましょうか」

「洗っている場合じゃない。とにかく，針に糸をくっつけろ」

「わかりました！」

*

縫い針を渡すと，院長は「このあたりだな」と言いながら，あくまで感覚で皮膚と皮膚を手繰り寄せ縫合しはじめた。

1時間が経っただろうか。もう外はにわかに明るくなってきた。6時ごろにようやく，縫合が完了した。全部で100針近く縫った。院長と私たちはとにかく，くたくたで，憔悴しきっていた。寒い朝であったが，勤務室は異様な暑さに感じた。その部屋には，血液と汗が入れ混じった鉄分臭が充満している。院長と私たちはほぼ同時に歓喜の声が出た。

「終わったあ，やったあ，終わったぞぉ！」

私たちは早朝の病院で雄叫びをあげた。

他の患者さんたちも，何か異常なことが起きていると察しているのか，ちらほらと勤務室の前に集まりはじめた。その数人が窓越しに山川さんと私たちを不思議そうに眺めている。私は，その中にいる1人に異変を感じていた。

*

その患者さんは森さん（仮名）というひとだ。

まだ朝食前なのに，もごもごと口を動かしている。

気になった私は，森さんを勤務室横の小部屋

に呼んで，気になっていることを確認することにした。

「森さん，何を食べているの，なんだか固そうなものを食べてるね」

「うん。なかなか噛み切れないんだ。『おなかが空いた』と言ったら，食べろって言われた」

「何を食べろって言われたの，誰から言われたの」

言い知れぬ不安感が襲ってくる。

「わからない。上のほうから『食べろ』って言われた」

「空から方から言われたんだね。わかりました。……ところで何を食べているのかな」

「わからない。でも山川さんの耳が可哀そうだよ。何かゴチャゴチャと聞こえているらしくて，苦しいらしいよ。だから耳がなくなれば聞こえないから楽になるよね」

「まっ，まさか，山川さんのみみみみ……みっみっ，耳を食べているんじゃないでしょうね！？」

脳裏には，エクソシスト級の戦慄が走り心臓が止まる感覚に襲われた。(次号に続く)

精神科看護 グラビアページの取材協力のお願い

雑誌『精神科看護』では1998年6月号（通巻69号）より，「クローズアップ」と題して全国の精神科病院・施設を取材してきました。「その場所で行われているかかわりは患者・利用者の表情にあらわれる」というコンセプトのもと，患者・利用者さんの豊かな表情を広く読者に伝えるとともに，患者・利用者さんとかかわる医療者の姿，そして病院・施設が果たしてきた役割やその実践に焦点を当てた取材を続けています。みなさまの病院・施設の活気ある姿，また日々奮闘するケアの実践・現場を，この機会にぜひ紹介されてみてはいかがでしょうか？

01 ご応募いただいたら

まず取材日程の調整と並行し，病院・施設のどのような点をクローズアップするかを打ち合わせさせていただきます。そのうえで正式な依頼状（公文書）をお送りいたします。

02 取材当日は

担当編集者と写真家の大西暢夫氏がお伺いします。基本的には事前のスケジュールに沿って取材を進めさせていただきます。取材は概ね2日間となります。事前に許可をいただいている場合でも，患者・利用者さんとお話し・撮影させていただく際には必ずご本人から許可を得て行います。

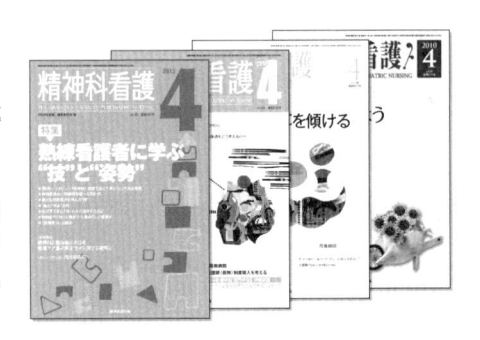

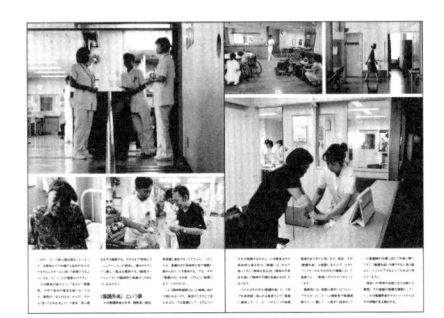

03 写真の確認は

当日撮影した写真のカラーコピーをお送りします。掲載可能なお写真を選択いただき，ご指示ください（一度目の確認）。その後，編集部で使用可能な写真から数点をピックアップし，誌面レイアウトを作成します。このレイアウトの段階でも再度写真掲載が可能か確認させていただきます（二度目の確認）。

04 できあがった雑誌は

5冊謹呈いたします。またグラビアページのみを冊子体としたもの（抜き刷り）も希望部数分が作成可能ですので，ご要望があれば担当編集者にお申し付けください（抜き刷りは有料となります）。

写真家紹介

大西暢夫（おおにし のぶお）

1968年，東京生まれ，岐阜で育つ。東京綜合写真専門学校卒業後，写真家本橋誠一氏に師事。2001年より雑誌『精神科看護』のグラビア撮影を始める。2004年，写真絵本として発表された『ひとりひとりの人　僕が撮った精神科病棟：大西暢夫　文・写真』も，各方面から高い評価をいただいています。

2010年に刊行された写真絵本『ぶた にく（幻冬舎）』では第58回産経児童出版文化賞と第59回小学館児童出版文化賞をW受賞。

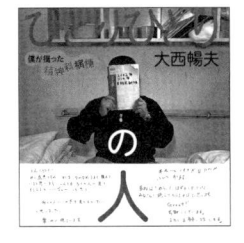

※データ化された写真は信頼性の高いセキュリティのもとでサーバーに保管されます。また，データの社外への流出を避けるため，データの移動の際にはインターネットを使用せず，必ず保存用デバイスでやりとりを行う社内規定を設けています。こうした高いセキュリティ管理に関しては，社外関係企業にも同様に要請しています。

お申込みおよびお問い合わせ

(株)精神看護出版編集部（担当：霜田）

〒140-0001　東京都品川区北品川1-13-10　ストークビル北品川5階
Tel:03-5715-3545　fax:03-5715-3546　E-mail:shimoda@seishinkango.co.jp

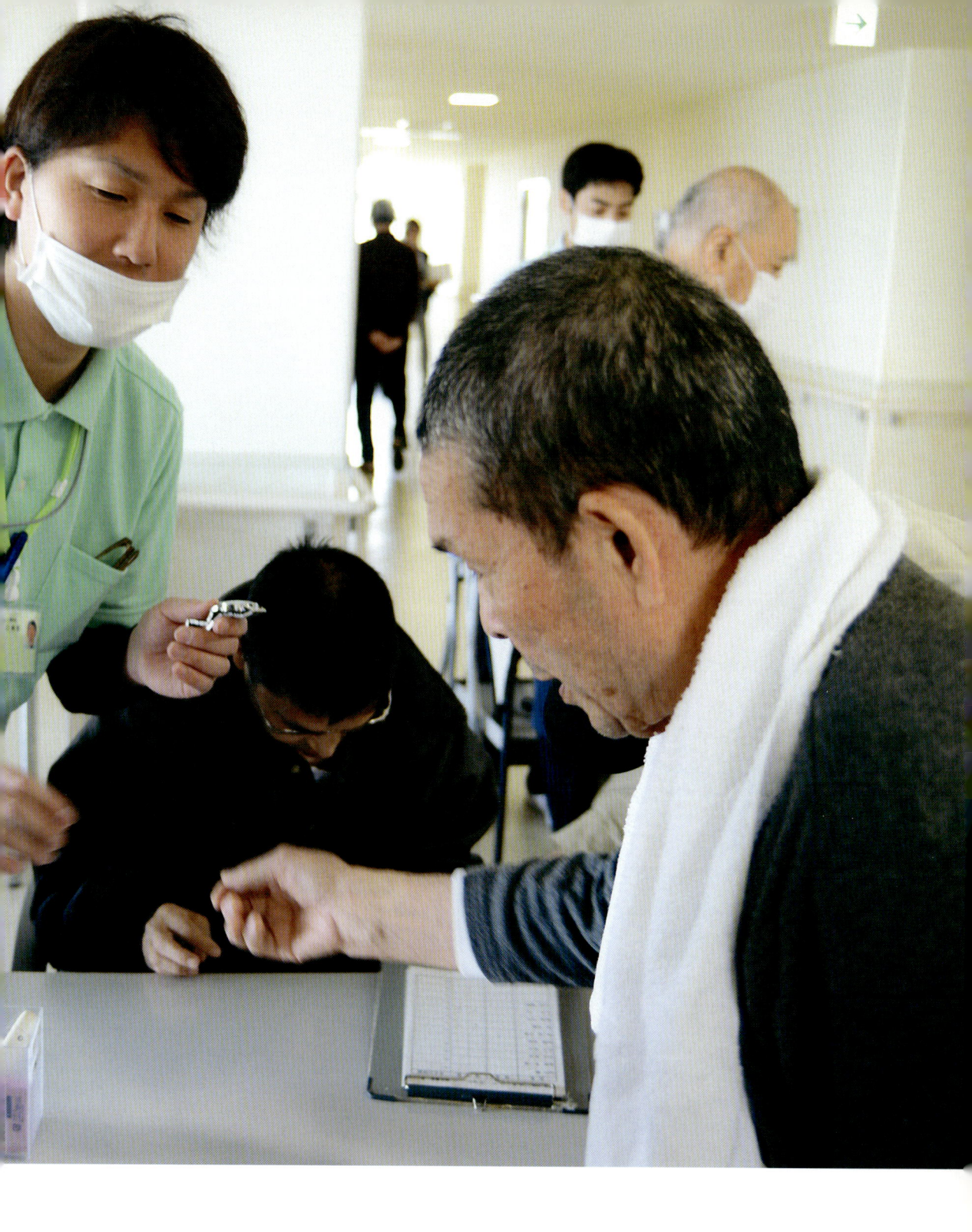

大口病院
<鹿児島県伊佐市>
撮影:大西暢夫

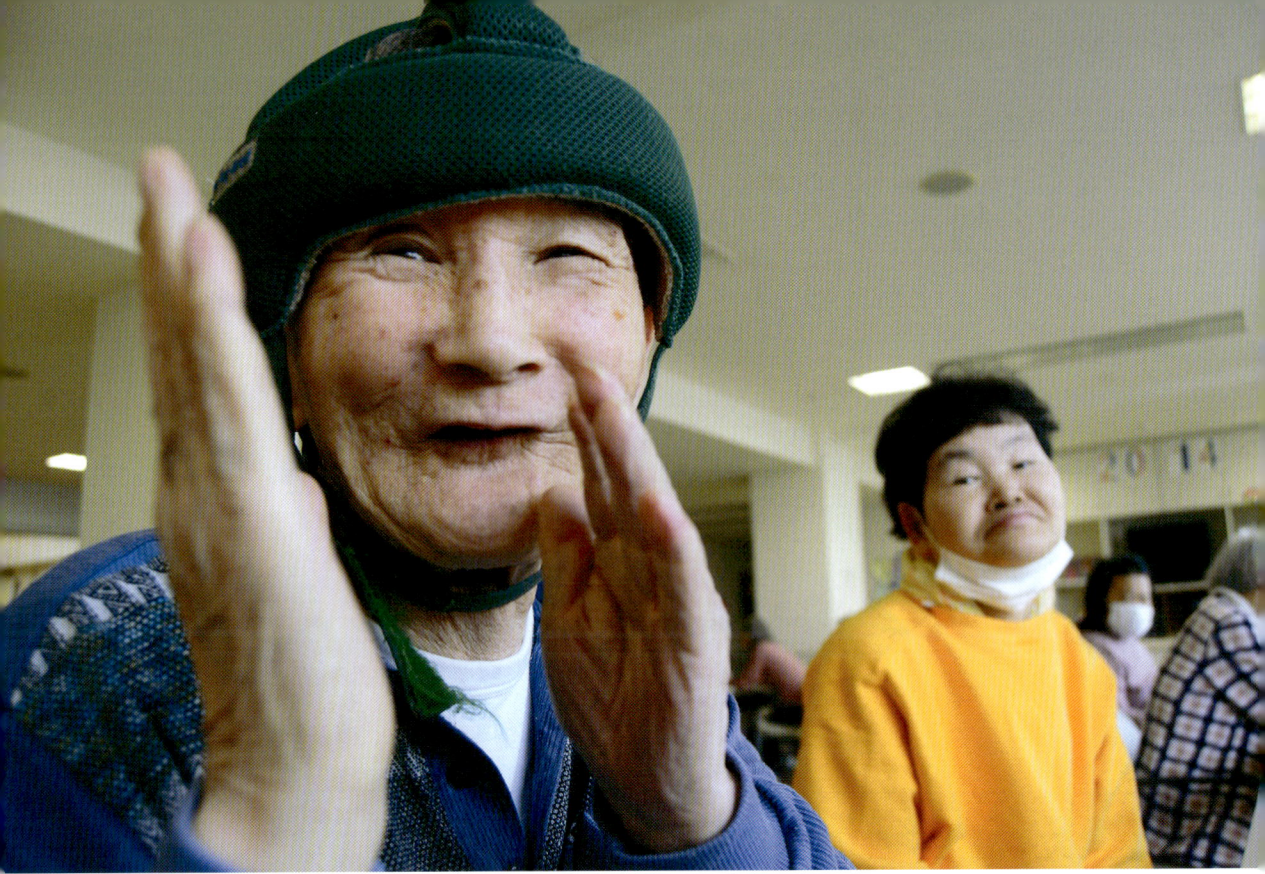

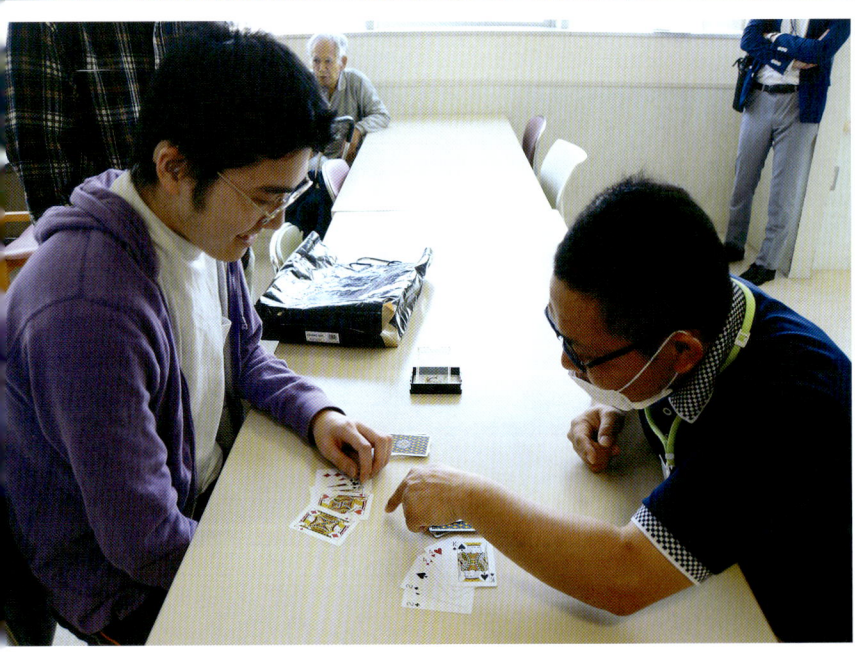

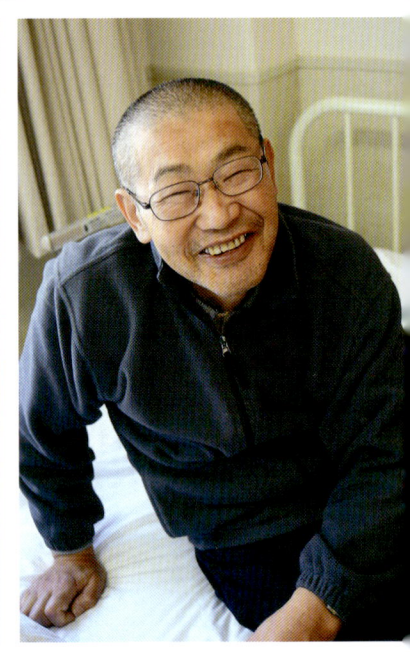

県内初の就労支援

　鹿児島県最北部、熊本県と宮崎県に隣接する伊佐市に大口病院が開院したのは1954（昭和29）年のこと。以来、伊佐地区で唯一の精神科病院として、地域の精神科医療を支えてきた。

　大口病院は、関連施設に就労移行支援・就労継続支援Ｂ型『工房あけぼの』、就労移行支援事業所『パン工房アンファン』を有しているが、永田雅子理事長曰く、就労支援に関しては鹿児島県内でもっとも早くに取り組んだ病院なのだそうだ。ここでは、パンの製造のほか、オーガニック野菜（JAS認定）の栽培、有精卵の飼育販売、ハーブを使用した加工食品・加工製品の製造、洗車、クリーニング、木工など、多様な作業が行われている。製造された食品は病院の食事にも使用され、また衣類のクリーニングなどもここで賄われるなど、循環式のシステムが確立されている点は興味深い。

　また、製造される商品それぞれにも深いこだわりが見られることも注目す

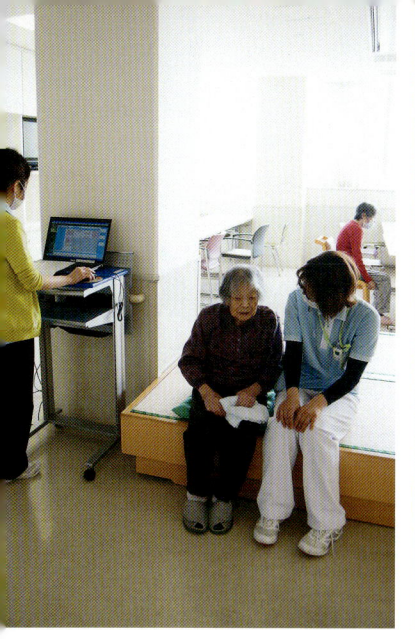

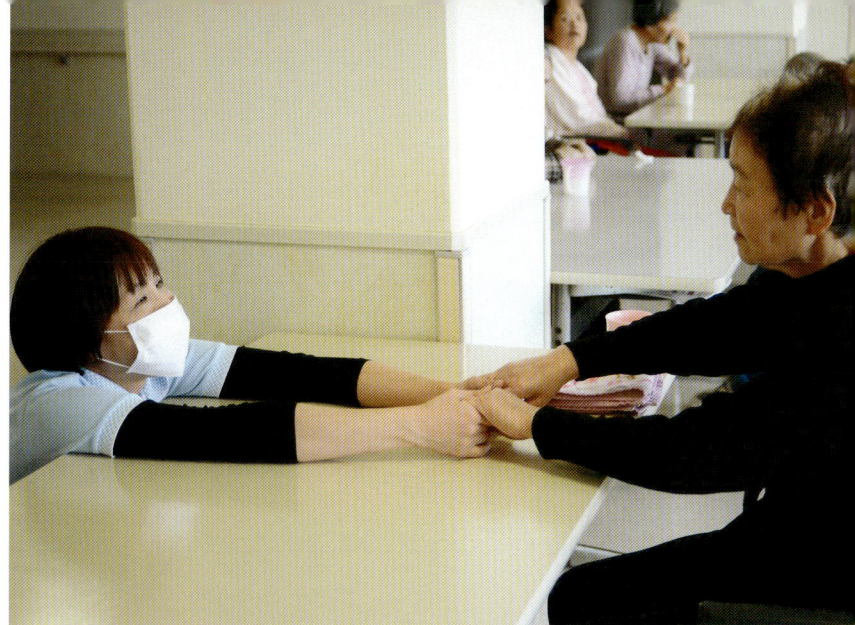

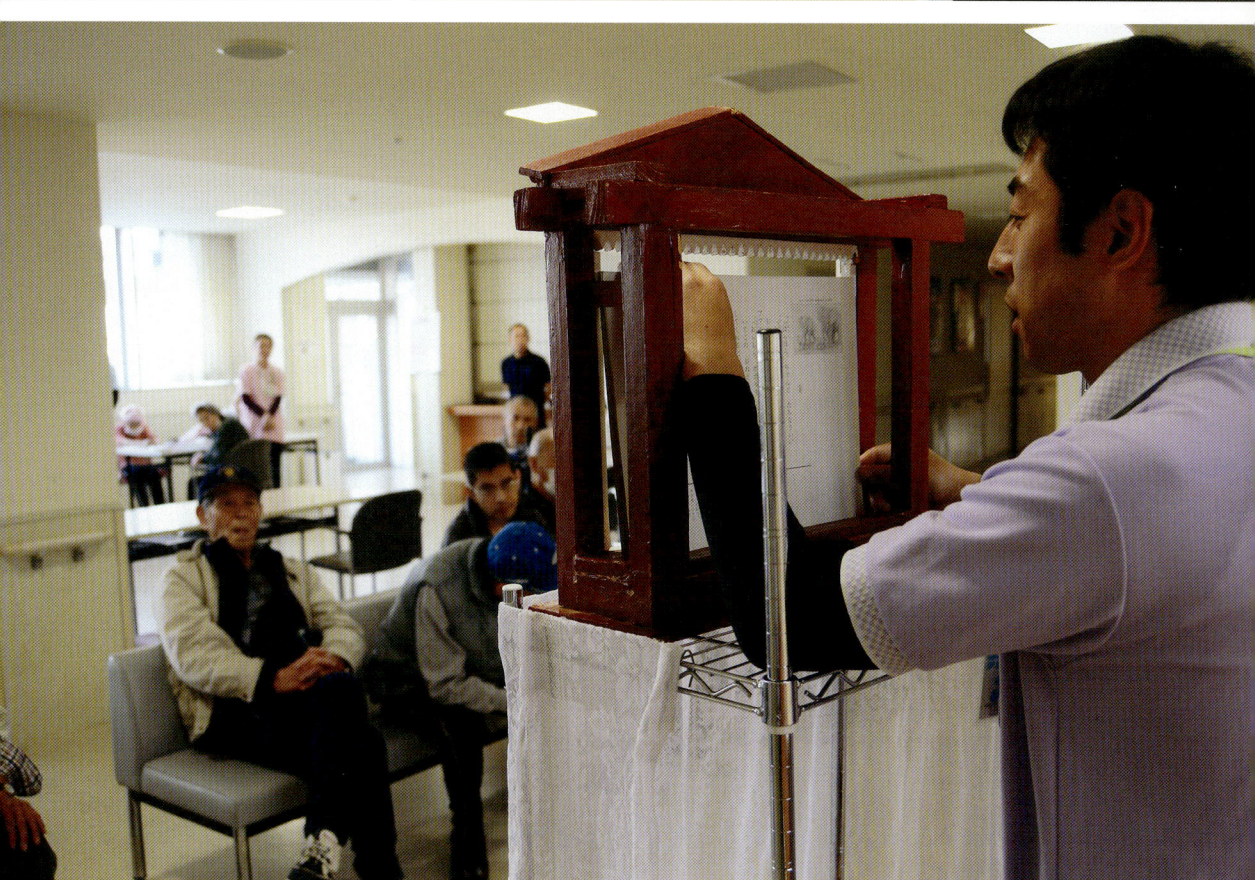

べき点だろう。たとえば，パンには『白神こだま酵母（生酵母）』をはじめとする厳選された材料が使用され，また田畑やビニールハウスでは10年以上農薬や化学肥料を使用しない有機野菜が栽培されている。そのため，『工房あけぼの』『パン工房アンファン』で製造される商品は近隣住民の評判も高く，近くのレストランや学校などでも使用され，ある商品は百貨店のアンテナショップでも販売されているそうだ。自分たちが作った商品に対するこうした評価は，現場で作業する利用者さん自身の就労への意識を高めることにもつながっているようだ。

患者さんの傍らにいるために

病棟を訪れて驚くのは，ナースステーションにほとんどスタッフがいない光景だ。電子カルテの入力もスタンド型のデスクとノートパソコンをデイルームに持ち出し，患者さんの傍らでなされる。周囲には自然と患者さんが集まり，他愛もない会話が広がる。

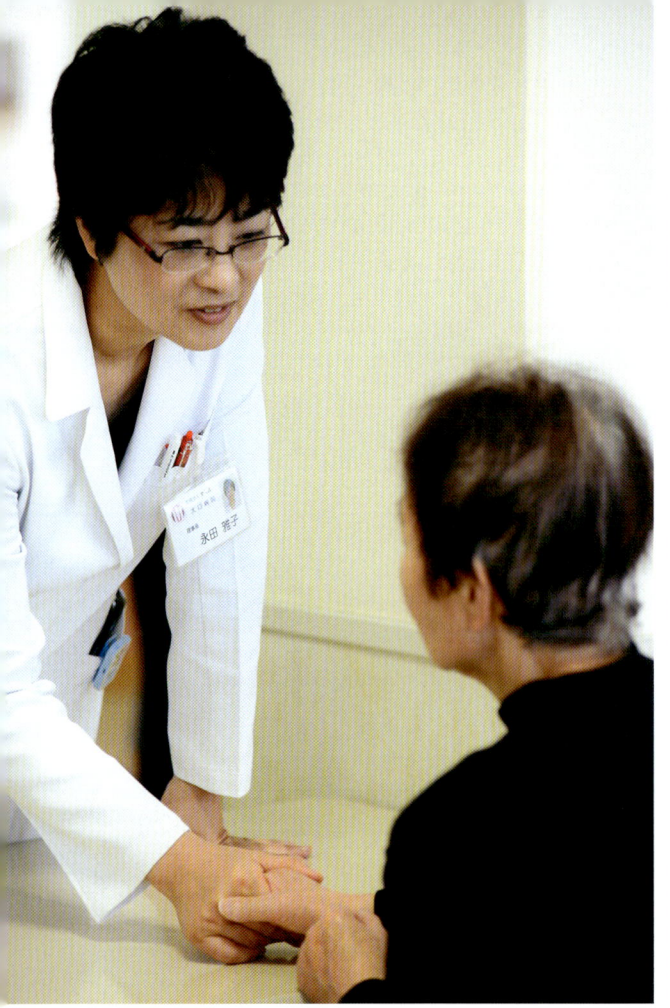

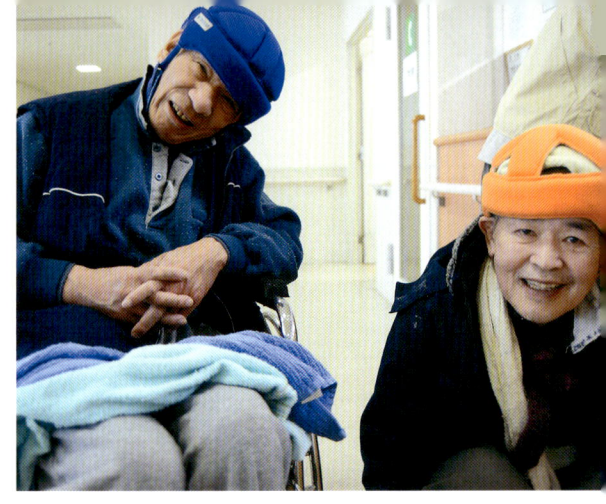

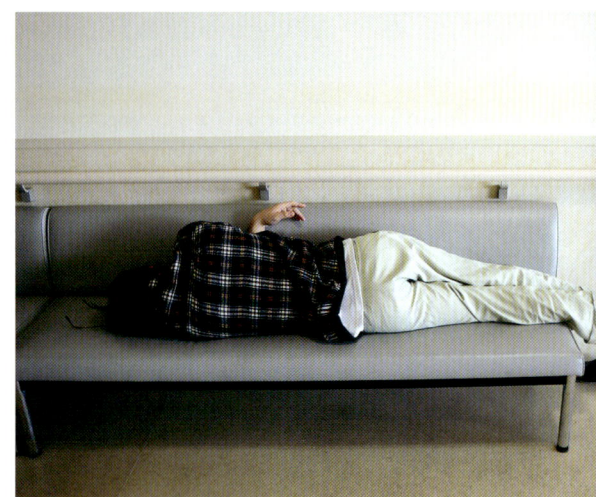

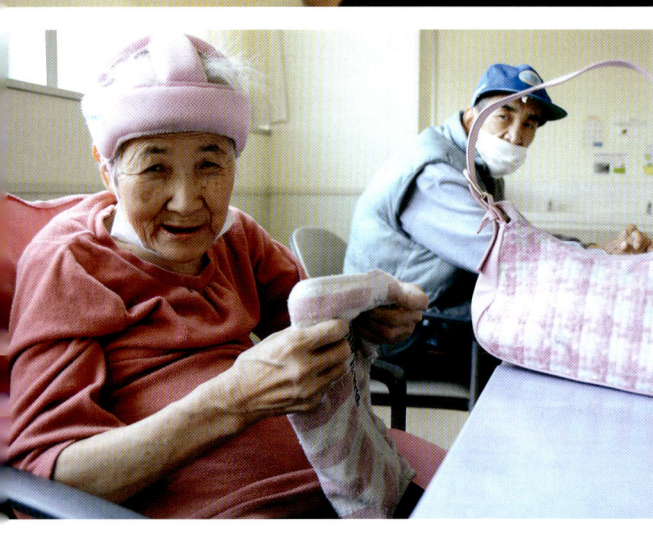

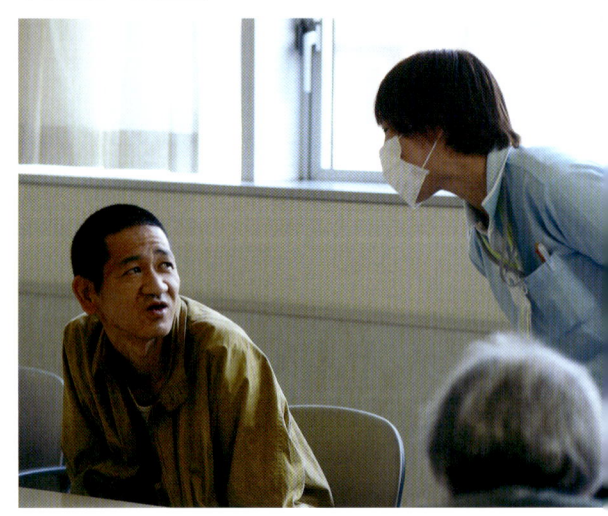

患者さんの近くに常に看護師の姿があること。しかし多忙な業務に追われる看護師にとって、そうした実践をなすことは容易ではないだろう。丁野雪子看護部長曰く、そのためには徹底した業務の見直しと、スタッフの思い込みを改善する必要があったという。「私は看護の基本はやはりベッドサイドケアにあると思っています。そのための時間をつくるには、徹底した業務の見直しが必要でした。たとえば、排泄介助に関してもオムツの種類を検討しなおすことで、交換の回数を大幅に少なくすることができました。同時に、排泄の失敗がある方には"オムツはするもの"という思い込みを捨て、自立してトイレで排泄できるようになるにはどうケアしていけばよいのかを考え、単なるオムツ交換から排泄ケアへとスタッフの意識を変えていきました。患者さんの自立度を高めることが、ひいては看護師自身が余裕をもってケアにあたれることへとつながっていくのです」。

　ただ、その「自立」も、医療者が患

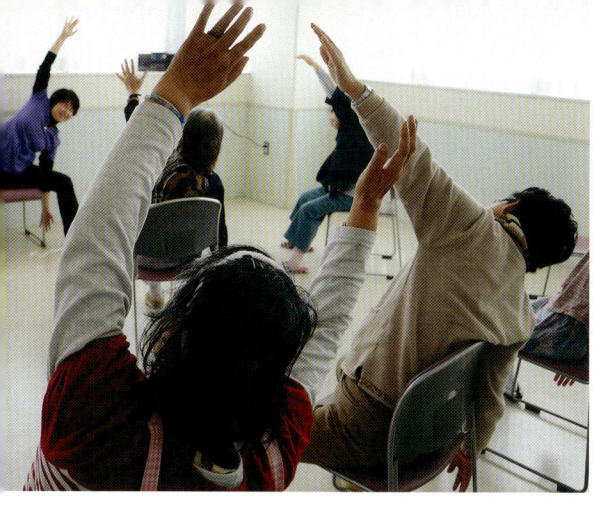

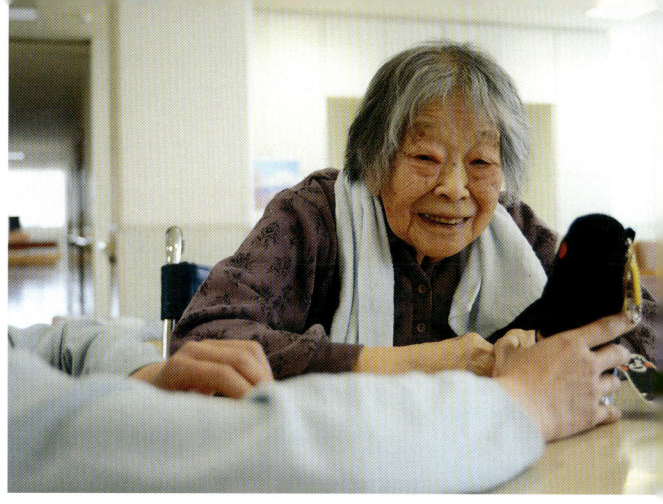

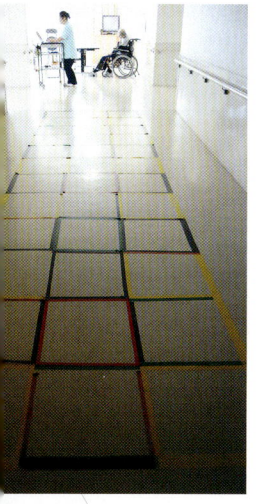

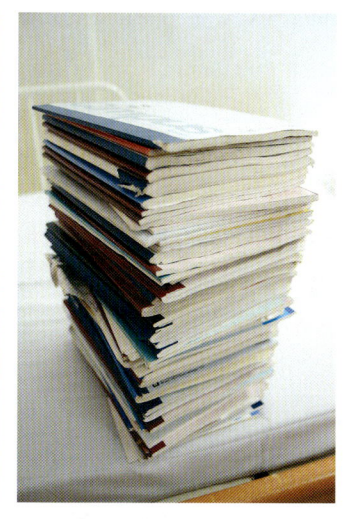

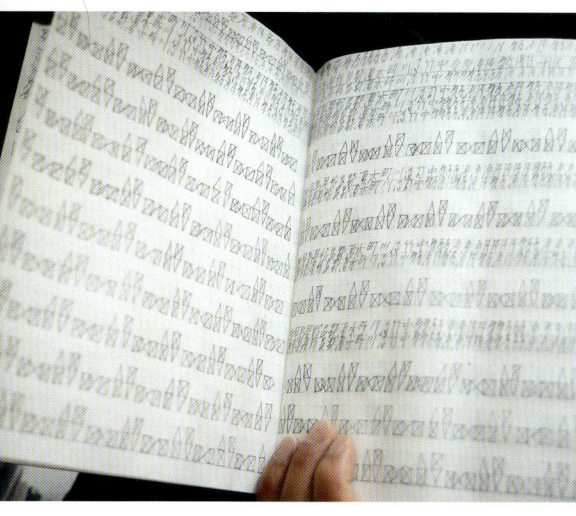

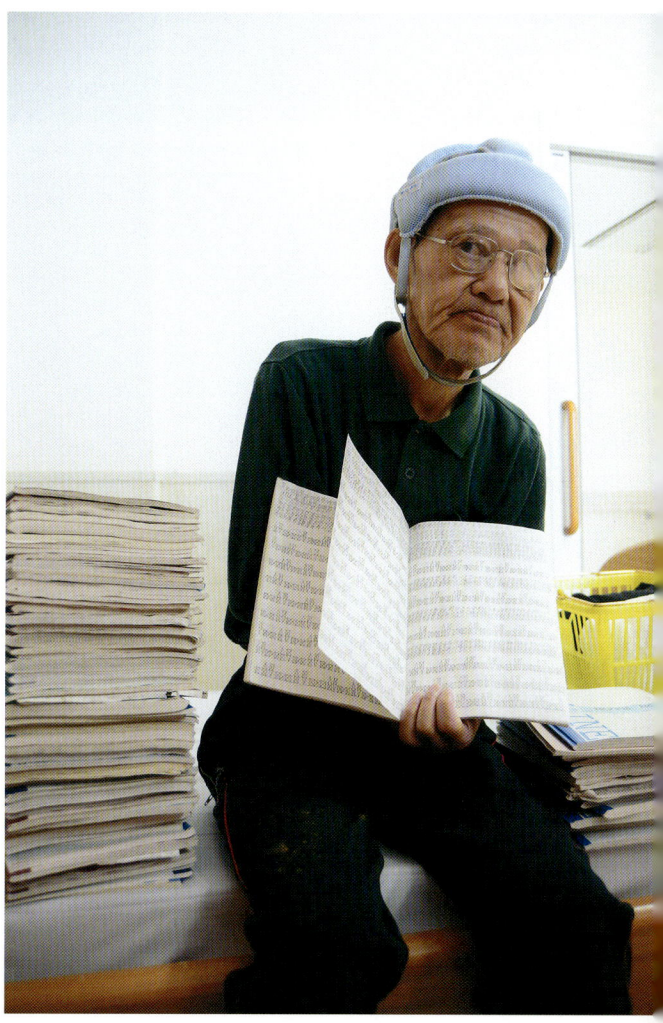

者さんに性急に強いるべきものではないことを丁野さんは強調する。「患者さんの回復過程には当然波がありますから、自己決定をじっくり待つ姿勢が大切だと考えています。患者さんの自己治癒力を信じる心、回復過程を支える心、自己決定を待つ心。スタッフにはこの3つの心を基本にもっていてほしいと願っています」。

看護師の「自立」

一方、「自立」は患者さんだけでなく、看護師自身にも求められるべきものだと丁野さんは語る。「看護師もまた指示どおりに動くだけでなく、みずからケアや業務のあり方を検討し、自分の意見を周囲に積極的に発信していく必要があります。それが看護師にとっての自立だと思うのです」。そこで看護部では『1人1人が輝く』をテーマに、昨年より、業務やケアに関する創意工夫を、スタッフみずから活発に発信することをめざしているそうだ。

取材に訪れたこの日、精神療養病棟

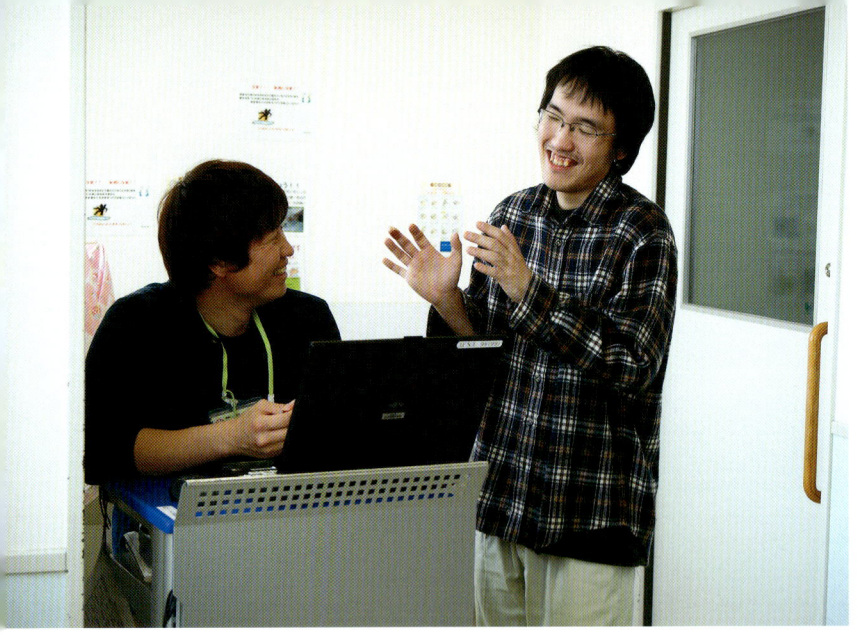

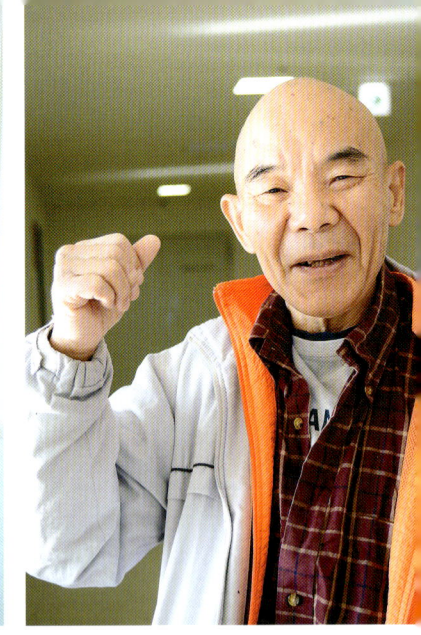

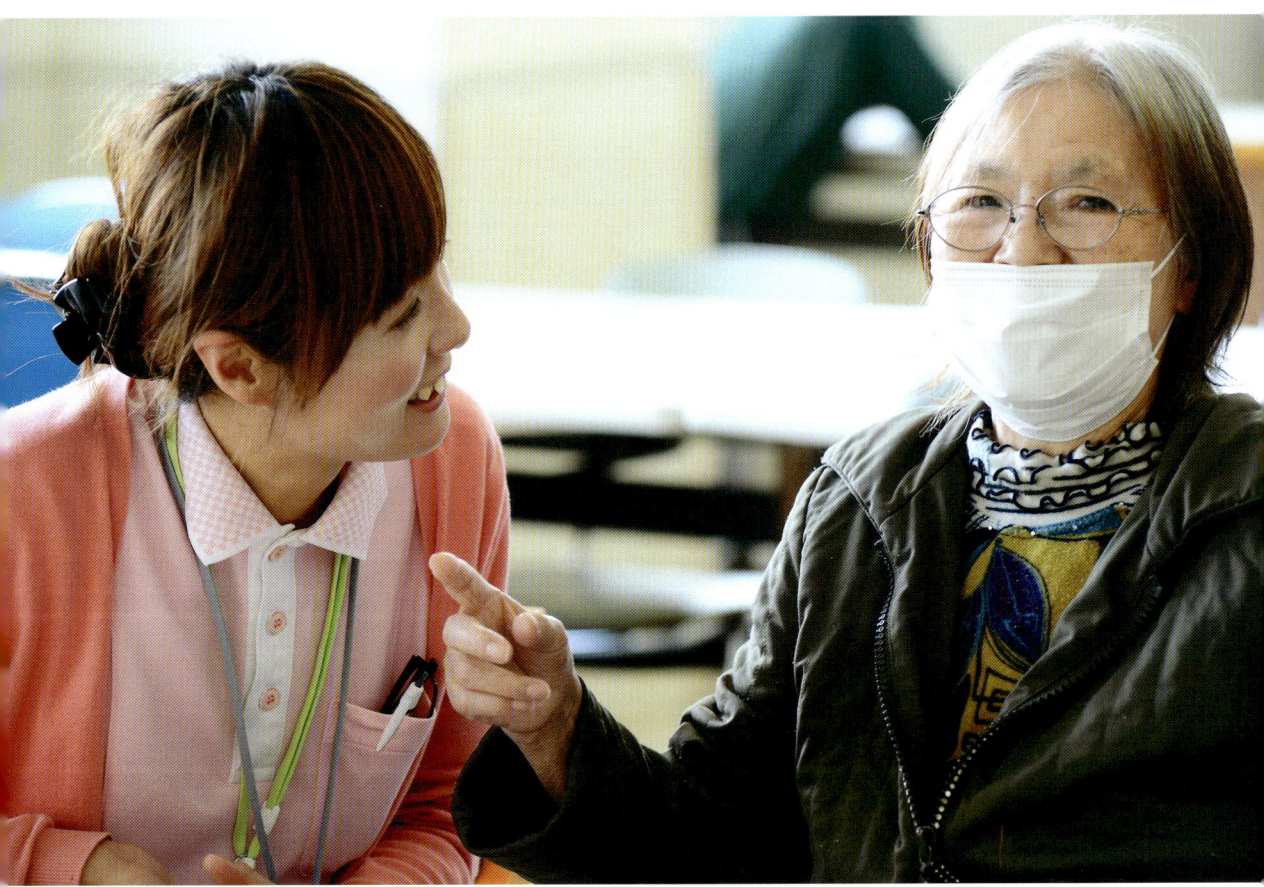

のデイルームで行われていた紙芝居も その1つ。これは，日没せん妄のある 患者さんへの対応に悩んでいた際，紙 芝居が有効との研究結果があることを 聞いた主任の西窪敬一さんの立案によ りはじめられた。「継続できないものな らやらない」ことが看護部のモットーだ そうだが，各日の担当者を定め，また

内容が重複しないように配慮しながら， この試みは毎日行われている。その甲 斐もあり，日没せん妄のあった患者さ んたちも，いまでは穏やかに夕方のひ と時を過ごせているのだそうだ。

こうした創意工夫を引き出すには， ここでも漫然と行われている業務や行 為の意味を批判的に見直す必要がある

という。そのため，看護部長や副看護 部長によるラウンドの際に，厳しい質 問がスタッフに投げかけられることも 少なくない。「たとえば，夕方にナース ステーションからボーっとデイルーム を眺めているスタッフがいたのですが， そのスタッフに『いま，何をしていま すか』と尋ねたところ『見守りです』との

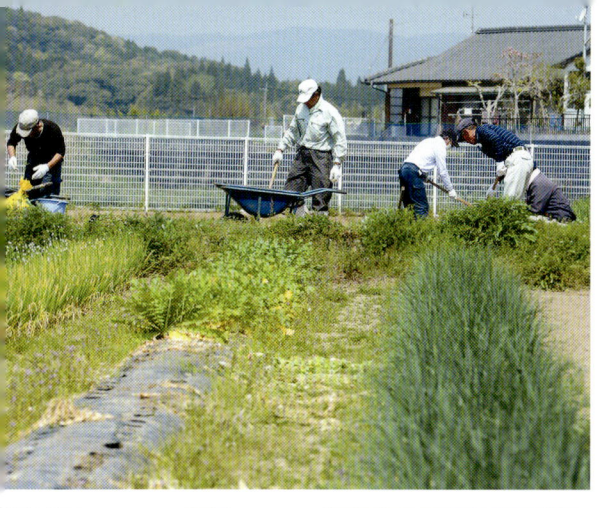

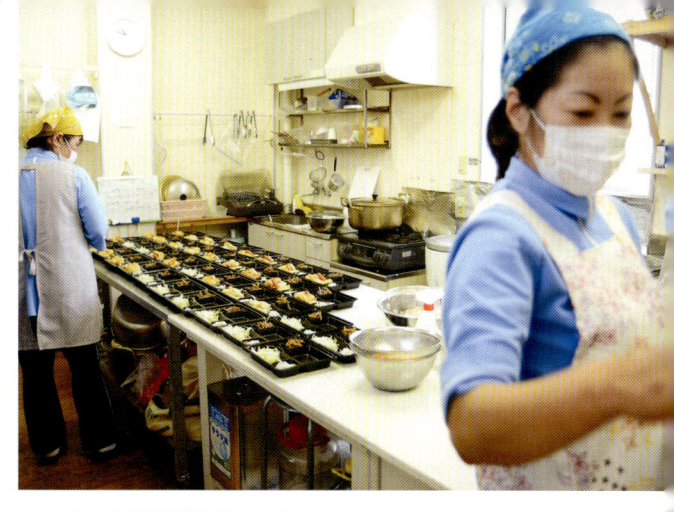

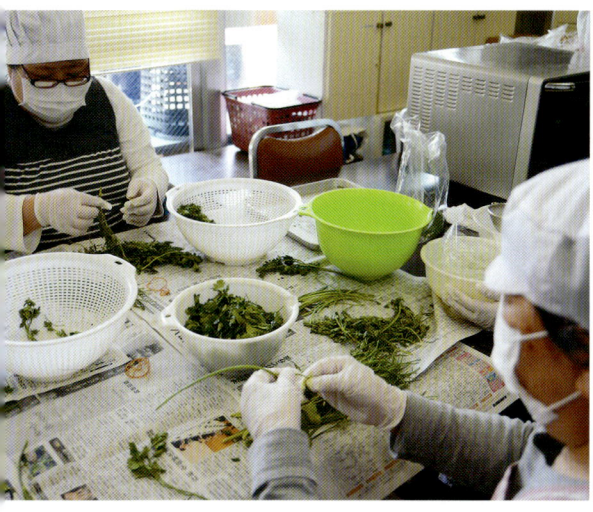

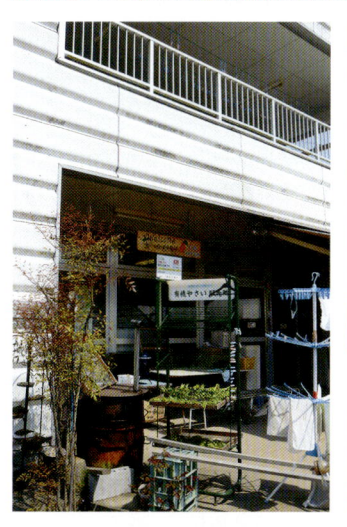

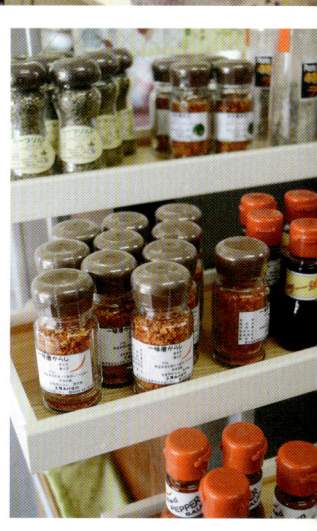

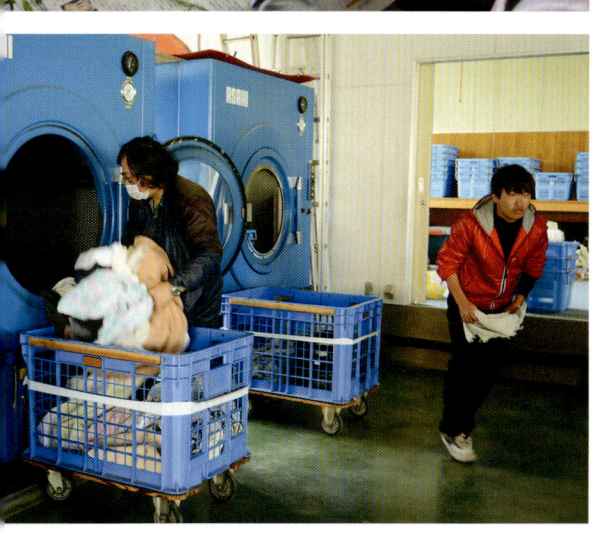

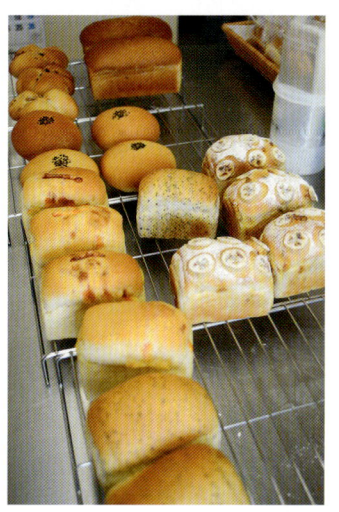

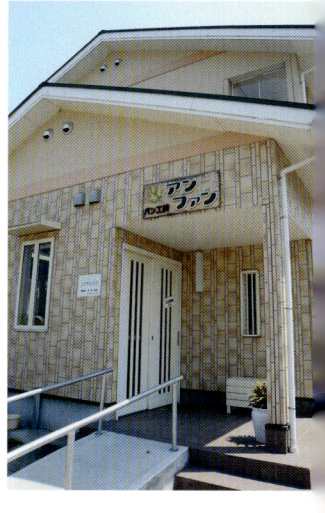

返答がありました。そこで、では『何を見守っていますか』と続けると、明確な理由が返ってこなかったのです。理由がなければそれは単なる見張りと同じですから、その意味をあらためて考えさせる必要もありますし、時には改善策を提案することもあります」。丁野さんは「嫌な役割ですが」と苦笑いを浮かべたが、こうした見直しの積み重ねが、看護師にとっての自立を促す確かな契機となるのだろう。

丁野さんが語ってくれた先のエピソードは、眼前にあるものを単なる"風景"として眼差してはならないということに言い換えられるのではないか。どんなに穏やかな風景に思えようとも、そのなかで微かながらも患者さんは日々変わっていく。そうした微かな変化や、微小なる"声"をとらえ損なわないようにすること。それは素朴な営為に思えるかもしれない。しかし、看護の原点ともいえる、そんな地道な営為が、変わることなくその場にありつづけることを願ってやまない。

「理事長」に訊く

地域密着型の医療の充実に向けて

医療法人慈和会 大口病院 理事長
永田雅子さん

　当院は鹿児島県伊佐地区唯一の精神科病院として，1954（昭和29）年の開院以来，地域に密着した医療の提供に努めてきました。なかでも，一般科と精神科の隔てを超えて医師会の結束が強く，顔の見える関係である点は，この地域の特徴であるといえます。一般科で受診，入院された患者さんのなかには精神科的な問題を抱えている方もおり，その場合には顔見知りの医師より治療に関する相談を受けることも少なくありません。この地区には精神科病院がほかにないこと，また近隣地区の精神科病院も認知症に特化してきているため，一般科の医師が精神科的な問題をもつ患者さんご本人だけでなく，かかりつけ医のニーズに応えることが当院の役割だと思っています。

　また，最近では発達障害を抱える思春期から成人の患者さんや育児に悩む方の受診が増えてきており，小児科との連携の必要性も高まってきています。伊佐市は療育に力を入れている地区であり，当院からも心理士や作業療法士を市が運営する療育施設に派遣していますが，一方就学後の支援が手薄のため教育現場で不適応をお越してしまうケースも見られます。そのため，スクールカウンセラーの派遣や市の就学指導員としての私の活動を通じて教育現場への働きかけを始めました。また，私自身もこの地で子育てをしている1人ですが，いわゆるママ友と普通にお付き合いをするなかで，親御さんたちの精神科へのイメージも変わってきたように思います。

　児童・思春期の関連では，今年度中に小学生以上を対象としたデイケアの開設をめざしています。就学後の放課後等児童デイサービスを受けられるのは基本的に平日に限られていますし，障害認定や母親が働いていることなどの条件も課せられます。しかし医療機関のデイケアであれば，診断を受けていれば誰でも利用することが可能ですので，サービスが途切れてしまう週末を中心に，当院で可能な支援ができればと考えているところです。

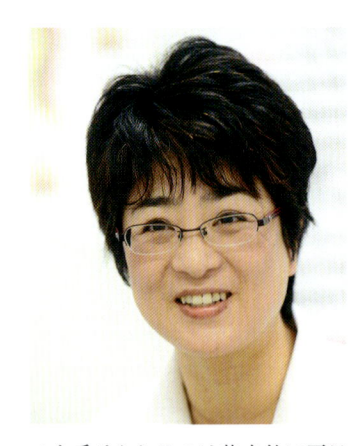

　最後に，この地区では65歳以上の人口が35％を超えており，現在すでに高齢者率はピークを迎えています。そのため，認知症患者の行動障害への急な対応要請にも応えられるように体制をさらに整えていかなければなりません。地域で安心して暮らしていくことを支援できる，より充実した地域密着型の医療の提供を，今後ともめざしていきたいと考えています。

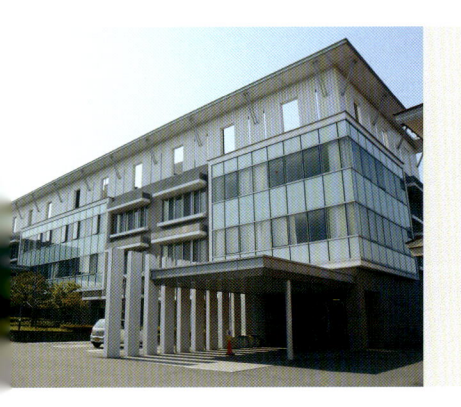

医療法人慈和会大口病院

〒895-2507　鹿児島県伊佐市大口大田68番地
TEL：0995-22-0336　FAX：0995-22-1533　http://www.jiwakai.or.jp/

- 診療科：精神科・心療内科・内科
- 職員数：205人（平成26年度4月現在）
- 病床数　　　　　　　　　　　　215床
  精神一般病床　　　　　　　　　55床
  精神療養病床　　　　　　　　　60床
  認知症治療病床　　　　　　　100床
- 関連施設
  就労移行支援・就労継続支援B型「工房あけ（ぼの）」／地域活動支援センター「あけぼの」／など

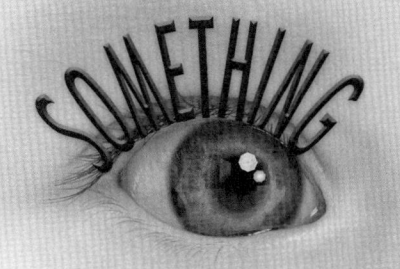

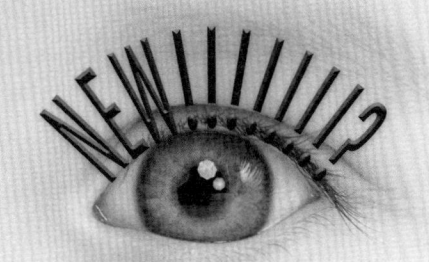

中外製薬の挑戦が始まっています。 　CHUGAI 中外製薬
Roche ロシュ グループ

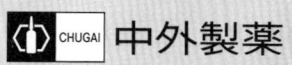

NEXT VISION

第19回聖路加看護学会学術大会
「"経験"を語る，聴く，わかちあう」

> わが国にナラティヴ・アプローチが紹介されて以降，当事者の「経験」や「語り」が注目されて久しい。しかし，その「経験」「語り」の内実が議論される場はまだまだ少ないのではないか。今回は，第19回聖路加看護学会学術大会長の森田夏実氏に，「経験」「語り」，そしてそれを「わかちあう」ことの意味・方法を，今大会の内容に則しながらお話いただきました。

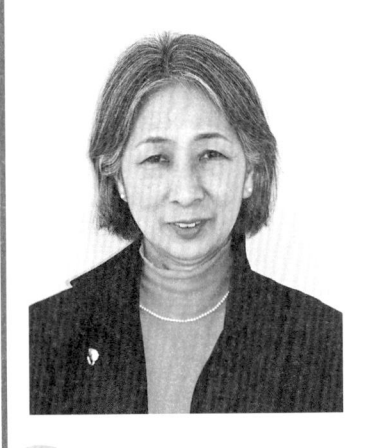

"経験"と"気持ち"

今回の第19回聖路加看護学会学術大会（以下，大会）では，テーマを『"経験"を語る，聴く，わかちあう』としました。テーマのなかにすえた"経験"というキーワードは，私がこれまで看護を考えるうえで，もっとも大切にしてきたものの1つです。

私は日本女子大学を卒業した後に看護の道に進んだのですが，卒業後に送られてきた同窓会の会報誌で生涯学習の1つとしてカウンセリングの講座が開講されていることを知りました。自身の興味からその講座を受講することを決めたのですが，そのなかで米国の心理学者カール・ロジャースの考え方に出会い，またロジャース自身と直接会う機会も得られました。ロジャースは，人がその人らしく生きるために，"十分に機能している人間"という状態をめざしていました。それは，「自己概念」と「経験」が一致している状態，すなわち「自己一致」と言われる状態です。ロジャースは人間の人格とは，この自己概念と経験によって構成されると考えましたが，両者の間にズレが生じている不適応な状態は，その人にとって多分にストレスのある状態であり，それがその人の生きづらさへとつながっていくわけです。

ここで言われる「経験」とは，その人の感覚的体験の一切を指すものとされるため，非常に理解しにくい概念かもしれません。私はその概念をとらえるうえで，日本語の「気持ち」を考えることが1つの糸口になるのではないかと考えています。日本人，また看護師はよく「気持ちを大切にしよう」という言葉を使いますが，では「気持ち」とは何かとあらためて問われると答えに窮します。たとえば，「気持ちをわかってもらえた」というと，それはその人のことを全人的に受け入れられたというニュアンスにとらえることができますが，「感情をわかってもらえた」ということではどこか一面的な理解であるとの印象を覚えるのではないでしょうか。このように，「気持ち」とはその人の感覚，感情，認知，思考が融合した状態と考えられ，ロジャースのいう「経験」とも相通じるようにも思われます。

「気持ち」に関する私の研究はまだまだ道半ばですが，今回の大会長講演では『"経験"と"気持ち"』と題し，両者を比較したお話をしたいと思っています。

語る・聴く・わかちあう

また，今大会では先の「経験」を「語る」こと，「聴く」こと，そして語る主体と聴く相手との間に成り立つ「わかちあい」に焦点をあてたいと考えています。

『看護者として"経験"に向き合

INTERVIEW

森田夏実（もりた なつみ） 東京工科大学医療保健学部看護学科 教授

う』と題した鼎談では，宮子あずさんと西村ユミさん，また司会として佐藤紀子さんの3名にご登壇いただきます。宮子さんは看護師の生涯発達という立場から看護師の多くの「経験」と「語り」に向きあってこられましたし，また作家でもあるため"言葉"にも独特の意識をおもちのことと思います。また西村さんは現象学の立場から言葉を発することのできない患者さんと，それに対峙する看護師の「経験」に注目してこられました。どのようなセッションになるのか，非常に楽しみです。

また，シンポジウムでは『映像による"経験"のわかちあい』というテーマを設定しています。英国では10年前から，Dipexという当事者自身による"病い"の経験をデータベース化し，WEB公開されていますが，近年，日本を含む数か国にその取り組みが波及しています。そこで，このシンポジウムでは〈NPO法人健康と病いの語りディペックス・ジャパン〉の射場典子さんにその活動をご紹介いただくとともに，映像による当事者の語りという新しいメディアをどのように活用していくのかについてお話いただきます。また〈潰瘍性大腸炎患者会かながわコロン〉の花岡隆夫さんは，先のディペックス・ジャパンの活動に影響を受け，ご自身でそれに類するメディアをつくられました。当事者として自分たちの経験をまとめること，またその経験をどのように伝えていきたいのかという観点からお話いただきたいと思います。さらに，慶應義塾大学の武田祐子さんは遺伝看護学がご専門ですが，授業のなかで映像を使った教育にいち早く取り組んでおられます。そうした経験を踏まえ，テキストとは異なる映像というメディアや，生のデータの教育における活用例と学生の反応などについてお話いただきたいと思います。

医療・看護の分野において映像やWEBサイトなどは，その利用・活用がますます拡大するメディアですので，みなさまにとっても多くの発見があると期待しています。

もう1つのエビデンス

最後に，教育講演では『エビデンスとナラティヴ：これからの医療と看護を考える』と題し，京都大学の中山健夫さんにご講演いただきます。Evidence Based Medicineが標榜する数値的なエビデンスの重要性はもちろんありますが，一方でNarrative Based Medicineの立場による患者さんの「経験」や「語り」もまた，患者さんの生きる証として重要なエビデンスであることに違いありません。では，「語り（ナラティヴ）」は，数値化可能なエビデンスとはどのように違った意味で1つのエビデンスとなりうるのでしょうか。あるいは「経験」「語り」は，あらためて医療や看護のなかでどのように位置づけられるのでしょうか。今大会の全体を締めくくる意味も込めて，中山さんにはそれらを学術的な立場からご講演いただく予定です。

今大会のテーマは領域に限らず，実に普遍的なものであると思います。ぜひ，多くの方にご参加いただくとともに，フロアを巻き込んだ大会の場をみなさまにも"経験"していただきたいと願っています。

INFORMATION

第19回聖路加看護学会学術大会
【日時】9月20日（土）【場所】聖路加国際大学本館（東京都中央区）【プログラム】大会長講演「"経験"と"気持ち"」／鼎談「看護者として"経験"に向き合う」／シンポジウム「映像による"経験"のわかちあい」／教育講演「エビデンスとナラティヴ：これからの医療と看護を考える」／口演発表
【問い合わせ】大会事務局　E-mail：slnr19@sfc.keio.ac.jp

学びの広場 INFORMATION

● 第2回 精神科感染制御セミナーのご案内

❖ 開催概要 ❖
精神科病院における感染対策の実際を共有する ～すぐに始められる実践のノウハウ～

主催：精神科領域の感染制御を考える会
後援：日本精神科病院協会
セミナー会長：高濱正和（公益財団法人浅香山病院 感染管理認定看護師）

場所：京都大学桂キャンパス　船井哲良記念講堂・船井交流センター講堂
〒615-8530　京都市西京区京都大学桂
（TEL：075-383-3111）

❖ ごあいさつ ❖

　精神科病院での感染対策……その特殊性から，現場の担当者のみなさんは日々試行錯誤しながら取り組まれているのが現状ではないでしょうか？

　『精神科領域の感染制御を考える会』は，精神科領域での感染制御に関して情報共有を行い，感染制御のレベルアップに寄与する目的で2008年12月に発足しました。これまで計7回の講演会を全国で開催し，また，日本精神科病院協会との共助のもと，同協会学術大会内でサテライト講演会を2011年度より共催しています。

　そして，さらに，精神科での感染制御の基礎から実践までを集中して学べるように，2日間集中型の精神科感染制御セミナーを昨年度より始めました。

　「第1回精神科感染制御セミナー」は，2013年7月20日・21日の2日間，大分県別府市で開催し，29都道府県，133施設から計244名の参加を得られました。アンケート結果からは91.8％の高い満足度と，引き続き開催の希望が大多数を占め，今回の第2回開催に至りました。

　第2回は，2014年7月20日・21日，京都市（京都大学・桂キャンパス）で開催します。講師には，日々精神科病院で感染制御に携わっている本会の世話人をはじめ疥癬対策で高名な牧上久仁子先生をお招きしています。

　「第2回精神科感染制御セミナー」会長の大阪・浅香山病院の高濱正和氏の発案で，「精神科病院における感染対策の実際を共有する ～すぐに始められる実践のノウハウ～」と題し，知識だけではなく，吐物処理の実技演習なども取り入れた実践的な内容となっています。また，感染対策の必要物品を取り扱う企業からもさまざまな商品の出展もあります。

　本セミナーが，同じ悩みをもちながら精神科で感染制御に取り組まれている方々の日々の活動の一助となればと考えております。多くの方に京都でお会いできることを世話人一同楽しみにしています。

　　　　　精神科領域の感染制御を考える会　代表世話人　山内勇人

❖ プログラム ❖

	1日目　7月20日（日）	2日目　7月21日（月）
9:00		耐性菌の特徴と抗菌剤の適正使用について
10:00	受付（10:30～）	各施設におけるアウトブレイク時の対応について
11:00	精神科領域における感染対策の特殊性と戦略	①感染性胃腸炎対策　②インフルエンザ感染対策
12:00	ランチョンセミナー 感染対策とマネジメント（組織管理）	ランチョンセミナー 精神科における針刺し・血液曝露対応（ワクチン接種など）
13:00	休憩（展示コーナーの見学など）	休憩（展示コーナーの見学など）
14:00	ノロウイルスの基礎知識と吐物処理方法の実際	結核の感染対策
15:00		質疑応答（まとめ）
16:00	疥癬の感染対策	修了（受講証明書発行）
17:00	意見交換会（日頃の疑問や困りごとなど）	
18:00	1日目終了	

❖お申し込みに関して❖

定員は300名です。会場の都合上，定員になり次第，締め切らせていただきます。セミナーの申し込みは，①Webサイトからのお申し込み，②FAXによるお申し込み，の2通りの方法で受け付けております。なお，参加費のお振り込みはお申し込み完了後にお願いいたします。

①Webサイトからのお申し込み
下記の「第2回　精神科感染制御セミナー」ホームページにアクセスいただき，案内にしたがってお申し込みください。お手数ですが個人ごとの申し込みをお願い致します。
http://kokucheese.com/event/index/152496/

②FAXによるお申し込み
『「第2回　精神科感染制御セミナー」事務局』宛に，①施設名，②ご住所，③電話番号，④FAX番号，⑤E-mailアドレス，⑥氏名，⑦職種をご記入のうえ，下記番号にFAXをお送りください。
FAX:042-797-1199

●お申し込みに関する注意事項
＊会場の都合上，定員は300名です。
＊申し込み締め切りは，6月6日(金)とさせて頂きます。
＊多くのご施設にご参加頂きたいため，一施設5名までの申し込みとさせて頂きます。
＊基本的に申し込み順とさせて頂きますが，参加希望施設数が多い場合には，ご相談のうえ，一施設当たりの参加者数を調整させて頂きたく，貴施設内での優先順位順にご氏名をご記入ください。
＊参加の可否につきましては，受講票の郵送をもってご連絡いたします。

●参加費の振り込みについて
＊参加申し込み後，2週間以内に受講費の振り込みをお願いいたします。
＊振り込み先は，下記のとおりです。
＊入金確認後，2週間をめどに『受講票』を送付いたします。
＊また，『受講票』の郵送をもって入金済のご連絡とさせて頂きます。よろしくお願いいたします。

・振込先
振込金額：10,000円
　　（第2回精神科感染制御セミナー受講費）
銀　行　名：株式会社ゆうちょ銀行
記　　　号：17210
口座番号：19347871
口座名義：精神科領域の感染制御を考える会（セイシンカリョウイキノカンセンセイギョヲカンガエルカイ）

・振込先（他金融機関から）
振込金額：10,000円
　　（第2回精神科感染制御セミナー受講費）
店名：七二八（ナナニハチ）
店番：728
口座種目：普通預金
口座番号：1934787

「第2回　精神科感染制御セミナー」事務局
〒194-0213　東京都町田市常盤町3439-2（医療法人社団明照会　常盤病院内）
TEL：042-797-2121／FAX：042-797-1199　担当：馬場寛子

●お問い合わせ
TEL：0972-22-1461（医療法人仁恵会佐伯保養院　山内勇人）

◆第1回精神科感染制御セミナー参加者の感想より
・他の研修は一般科の内容で，精神科特有の対応に苦慮していたので，とても参考になりました。
・今回の研修はまさに自分が求めていた内容で本当にためになった。
・内容はいつも疑問に思っていたことのため，勉強になりました。第2回，第3回と勉強させていただきたい。

REPORT

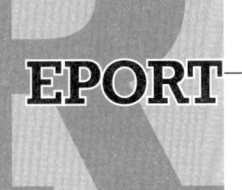

ナラティブ・アプローチの視点からとらえた浦河べてるの家における実践の意味

はじめに

　北海道浦河町にある『浦河べてるの家』（以下，べてるの家）は，日本全国から精神保健にかかわる当事者や家族，専門家が年間2,000人以上見学に訪れるユニークな活動を行う治療共同体である。べてるの家のルーツは，1978（昭和53）年に浦河赤十字病院精神科を退院した人々の回復者クラブ『どんぐりの会』のメンバーが，小さな教会に隣接する古い木造の建物に集いだし，翌年浦河赤十字病院にケースワーカーとして赴任した向谷地生良氏がメンバーと一緒に共同生活を始めたことに始まる。

　1983（昭和58）年には，彼らはここで日高昆布の袋詰め作業を開始した。その後，全国各地で当事者自身が講演会を行い，直接販売をする形式をとったことにより，べてるの家の存在は広く世に知られることになった。現在では，福祉ショップ，介護用品レンタル，小売店舗の開設，カフェの経営など，さまざまな形態で事業発展を遂げ，べてる関連企業の年商は1億円を超えると言われている。

　このような事業体としての成功だけでなく，べてるの家が発信している『自分でつけよう自分の病気』『勝手に治すな自分の病気』『偏見差別大歓迎』などのスローガンに見られるような「精神病者観」や「統合失調症観」，また当事者自身の「語り」が非常にユニークなものであり，それがさまざまな精神保健にかかわる専門家の興味・関心を惹きつける大きな要因となっている。この当事者による「語り」は，べてるの家がもっとも重要視しているミーティングによって培われたものであり，自己の病いや体験を語ることで回復を促すという，当事者にとっての治療的な側面をもっている。野口は[1]，そのような語りが生まれる浦河の地域を「ナラティブ・コミュニティー」と名づけている。ナラティブとは「語り」「物語」であり，ナラティブ・アプローチとは，クライエントと援助者が共同的関係性のなかで新たなストーリーを生成し，問題状況からの決別をはかる援助方法である，とされている。

　今回，べてるの家を訪ね，スタッフや当事者とのかかわりを通し，ナラティブのもつ力を引き出す実践に触れる機会を得た（写真1）。そこで，べてるの家の実践とナラティブ・アプローチの関係に着目し，その実践とナラティブ・アプローチの理論的統合を試みたいと考えた。

幻覚・妄想大会と「外在化」

　べてるの家の大きなイベントに，毎年開催される『幻覚&妄想大会』がある。これは，自分たちの経験している幻覚や妄想を隠すのではなく，反対にみなの前で披露しあい，もっとも「すぐれた」幻覚や妄想を表彰するものである。医療の現場ではこれまで，幻覚妄想は非常に忌まわしいもの，つらいものとして考えられ，幻聴の中身に立ち入らないことを重視したり，それらをなんとか薬の力で封じ込めようとしてきた。

　しかし，浦河赤十字病院の川村医師は「幻聴というものをひとつの人格だというふうに考えよう。いつも自分に悪口を言ってくるような，そういうイヤな人間とどういう付き合いをすればいいか。（中略）だから，"幻聴さん"って，さんづけで呼ぶくらいが相手に失礼がなくていいよね，という感覚をすごく大事にしていこう（と考えている）」と語る。幻聴を精神病の症状としてとらえると，幻聴は自分の内部にあ

宮崎大学医学部看護学科
教授　　　　　同 教授　　　同 助教

香川県立保健医療大学保健医療学部看護学科
教授

白石裕子　東 サトエ　田上博喜　　　國方弘子
しらいし ゆうこ　ひがし さとえ　たのうえ ひろき　　　くにかた ひろこ

　る望ましくない何かとして「内在化」されるが，「幻聴さん」と呼ぶとき，それは「外在化」され，親しみを込めて付きあう対象となるのである。

　「外在化」は，White & Epston[2]が提案した方法であり，彼らは「外在化を促す会話」について「人々にとって耐えがたい問題の客観視または人格化するように人々を励ます，治療における1つのアプローチである」と述べている。またMonkら[3]は，外在化のプロセスは，論理を内在化しようとする専門的な力を最大限に発揮しようとする世界における支配的な思考法をパロディ化する働きがあることを指摘している。幻覚＆妄想大会で優勝した人が話すその内容は，「他人の家のトイレで生活するように幻聴から命令されて3日間過ごした」「悪魔に追われているという幻覚妄想に追われながらも，"ダー！"と気合を入れることで悪魔払いをした」など，現実的でない幻覚妄想さえも，自分を戯画化しヒーローにすることで，深刻な症状ではなく客体化したパロディとしている。

　また，自分の症状がひどくなるときはどういうときかを仲間

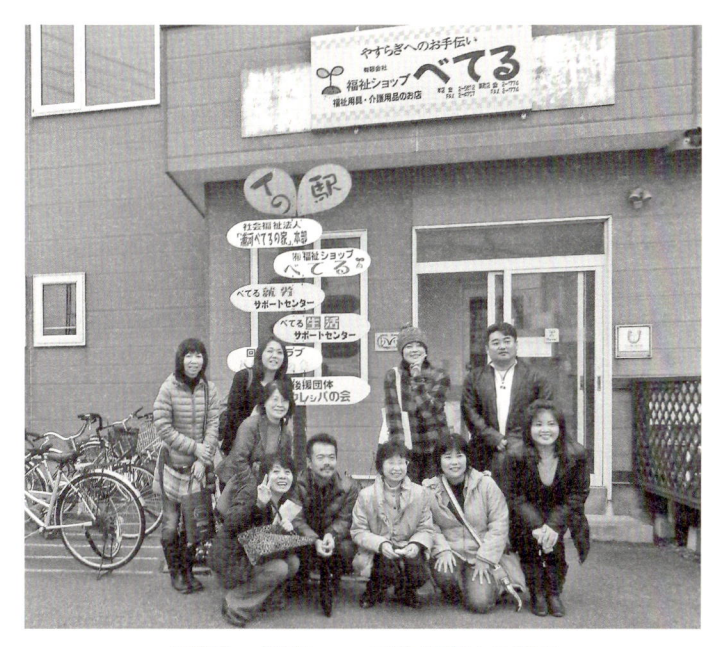

写真1　福祉ショップ『べてる』の前で

と一緒に考えた結果，悩みがあるとき（な），疲れているとき（つ），暇なとき（ひ），さびしいとき（さ），お腹がすいたとき（お）であることを発見し，その状況に『な・つ・ひ・さ・お』という擬人化したキャラクターをあてはめたのである。そして症状がひどくなりそうなときには，「な・つ・ひ・さ・お」のカードを見て，いまそのような状況ではないかを仲間に指摘してもらったり，自分でセルフモニタリングを行ったりして，症状への対処を行っている。ここでは，自分の症状がひ

どくなるときをキャラクター化することで幻覚妄想を外在化し，症状対処へのアクセスを容易にしているのである。

ミーティングと「語り」のつなぐ力

　べてるの家では，『3度の飯よりミーティング』という合言葉に見られるように，ミーティングを活動のなかでもっとも重要なものとして位置づけている。べてるの家では，ミーティングが1か月に100回近くも開かれている。私たちが訪問した際にも，メンバー

REPORT

による「朝ミーティング」「当事者研究」「SST」など，さまざまなミーティングが行われていた。それ以外にも「金曜ミーティング」「運営ミーティング」「共同住居のミーティング」などがあり，参加はすべて自由である。「関係」に挫折し，自信を失ってきた1人1人が，もてる力を発揮するためには，「関係」において回復し，「関係」のなかで自信を取り戻す場が必要である。そのため，べてるの家におけるミーティングは，問題を出しあい解決する場ではなく，傷つき，自信を失いやすい者たちがお互いを励ましあうプログラムとして存在している。

アルコール依存症者が通うAA（Alcoholics Anonymous）や断酒会のようなセルフヘルプ・グループでもミーティングは重要視される。ミーティングでは自分の飲酒体験や失敗体験，入院体験などを語り，「自己の飲酒にまつわるストーリー」を展開する。そして，参加者は「言いっぱなし，聞きっぱなし」という姿勢でそのストーリーを承認する。ここでの関係はあくまで「自分」と「飲酒」との関係であるが，それを聞き届ける参加者の存在も欠かせない。こうした語りを通して，発表者は，自分の経験を人前で「語った人」「語れる人」として存在するようになる。語りの内容だけでなく，語りという行為そのものが，その人の「自己」を，語る前とは違う存在へと変容させてしまうのである。

歴史的に言葉を奪われてきた精神障がい者が言葉を取り戻し，「自己の病いの物語」を語りだすとき，そこにはいままで体験しなかった豊かな世界が溢れだす。べてるの家には，全国から講演会の依頼があり，彼らは年間200回程度の講演を行っている。そこで語られる病いの物語は，時には自虐的に，時にはユーモアを交えつつ展開され，会場の心をとらえて離さない。こうした語りのもつ自己治癒力としての治療的側面をもっとも具現化しているのが，このべてるの家の取り組みであると考えられる。

「社会構成主義」と「問題」の取り扱い方

秋山[4]は，「社会構成主義」はsocial constructionismとsocial constructivismの略語であるとされ，前者は「現実は社会的に構成される」「言葉は世界をつくる」などの主張が特徴的であり，人間の考え方や観念，概念や記憶は人々の社会的交流から生まれ，言語によって媒介されると見なすものである。対話（言葉，語り）と主体，意味の生成による主観的現実の理解と把握，現実の意味の変換がポスト・モダンといわれるsocial constructionismの特徴といえよう。そして，こうした社会構成主義の考え方を基礎にして，ナラティブ（ストーリーや物語）を用いた治療や援助実践を行おうとするのがナラティブ・アプローチであると述べている。

また，社会構成主義の対極にあるものとして「本質主義」がある。通常，私たちはなんらかの問題に直面したとき，原因探しを始めるが，それはまさしく「本質的な問題」が存在するという信念，すなわち「本質主義」の立場をとっていることを意味している。ナラティブ・アプローチでは，本質主義をすべて捨て去るべきだと主張しているわけではなく，セラピーやケアという場面で，本質主義に固執することによる弊害や限界を指摘している。専門家が本質主義に固執すると，クライエントのうちに「問題」を生み出してしまうという弊害が生じるのである。ここでい

浦河べてるの家における実践とナラティブ・アプローチの理論的統合の試み

う「問題」とは，根本的，根源的で根の深い問題，換言すれば「原因」のようなものを指していると思われる。しかし，べてるの家の実践において扱われる「問題」は，そのような大きなものを指しているのではなく，あくまでも目の前にある，みずからの生活や仕事におけるリアルな問題としてとらえられる。

べてるの家の根底にある専門家と当事者における平等性は，この「本質主義」の弊害を一蹴する。べてるの家には『今日も明日もあさっても，順調に問題だらけ』というキャッチフレーズがあるように，「問題」や「苦労」があることこそ，生きることだというとらえ方がある。このような，通常の生きるうえでの問題や苦労を，専門家が当事者から奪ってしまうことは，豊かな人間の営みを奪ってしまうことにもなりかねない。専門家のみが責任をもって病気の「問題」に立ち向かうのではなく，当事者と専門家がその責任を平等に請け負い，当事者みずからの言葉によってその「問題」を語り，「問題」の現実的な変容をはかっていくことこそが重要であると考える。

当事者研究と「無知の姿勢」

べてるの家では，2001年から「当事者研究」という活動を行っている。この活動は，自分の症状との付きあい方に対して，当事者が「自分を見つめるとか，反省するとかいうよりも，"研究"というとなにかワクワクする感じがする。冒険心がくすぐられる」と発言したことをきっかけに始まった。当事者研究の進め方は，以下のようなエッセンスを含んでいる。

①〈問題〉と人との，切り離し作業
②自己病名をつける
③苦労のパターン・プロセス・構造の解明
④自分の助け方や守り方の具体的な方法を考え，場面をつくって練習する
⑤結果の検証

ナラティブ・アプローチでは，専門家の「無知の姿勢」を重要視する[5]。これは，専門家がクライエントから「話されたことについてもっと深く知りたいという欲求」をあらわすものであり，常にクライエントに「教えてもらう」という立場を指す。何について「無知」なのかといえば「クライエントの生きる世界」について無知

なのであり，それゆえ「もっと深く知りたい」と思い，「教えてもらう」という姿勢へとつながっていく。

このような専門家の「無知の姿勢」が，「当事者研究」においても，当事者自身が自分の症状や自分の生きる世界について表現し，分析し，研究することを支え，促進していく。また，先述の向谷地氏は[6]，「専門家であること」に疑問を投げかけている。彼は，「さまざまな『援助する側の人間』としての専門家が，自分自身の弱さを認め，回復し，人間的に成長することに応じて当事者たちも一緒に人間的な成長を経験できたように思う。そして，多くの『専門家』は，そのことを受け入れることを拒む傾向があり，理論や権威を装うことで『専門家であること』を肥大化させている」と述べている。

こうした「援助するもの」と「援助されるもの」の役割について，看護理論家のPeplau[7]は「看護の役割は患者の人格の成熟を促すものであるが，それは看護師の人間性に大きく左右される」という精神力動的な看護論を展開している。患者が成熟するには，看護師も成熟しなければならず，

REPORT

ここでは「援助するもの」と「援助されるもの」が相互に作用しあい，さらに立場として同等であることが前提として示されている。

このように，いわゆる「専門家」が自己の権威に拘泥するのではなく，当事者と同様に問題を抱え，悩み成長する存在であることを認めることで，ともに人間的な成長を望めるような関係性へと発展していけるのだと考える。

ナラティブ教材としての当事者研究

2004年から『当事者研究全国交流集会』が毎年浦河町で開催されており，べてるの家では，当事者研究の成果を広めるために，ウェブサイト『当事者研究の部屋』を作成して，情報公開とその普及に努めている。

大高らは[8]，ウェブサイトの当事者研究における語りをテキストマイニングを用いて分析し，そのなかで当事者の「言葉」を取り戻すうえで，べてるの家の最大の特徴である当事者研究は，ナラティブ研究の対象として興味深く，「ナラティブ教材」としての物語の教育的活用を提起している。また，読書セラピーという看護介入の1つとして「患者が経験している状況または感情を反映した物語，詩，随筆，論文，自助本，または小説を選択する行動」をあげ，当事者研究サイトの活用は，精神科看護実践や精神保健看護学教育における有効性が高いことを指摘している。

さらに，いとうら[9]は，当事者研究をナラティブ教材としてとらえ，研究のプロセスと雰囲気には，「人間的温かみ（Human）」「ユーモア性（Humorous）」「今・ここ性（Happening）」という3つのHがあるとしている。さらに，その研究の成果（アウトカム）として「討論内容が具体的（Concrete）」「解決への姿勢が建設的（Constructive）」「問題解決作が創造的（Creative）」「成果の応用範囲が集団共有的（Collective）」という4つのCがあることを示しており，こうした当事者との治療的関係性は，精神看護のなかでは重要なものであり，次章で述べる認知行動療法における治療的関係構築においても非常に重要な要素となっている。

認知行動療法とナラティブ・アプローチの類似性

認知行動療法（Cognitive Behavioural Therapy：以下，CBT）は，「認知」と「行動」に働きかけることにより，セルフ・コントロールする力を高め，社会生活上のさまざまな問題の改善や課題の解決をはかろうとする心理療法である。CBTでは，治療者と当事者が経験的協働主義をとり，治療同盟（therapeutic alliance）を結んで問題解決にあたる。ナラティブ・アプローチも，クライエントと援助者が共同的関係性のなかで新たなストーリーを生成し，問題状況からの決別をはかる援助方法であり，CBTとの類似性も見られる。

べてるの家では，社会技能訓練（social skills training：以下，SST）を毎日実践している。SSTは，1988年に米国のリバーマン教授によって日本に紹介されて以来，精神保健分野をはじめ，いまでは教育や司法などの分野にも取り入れられているCBTの1つである。人間関係の煩雑さや複雑さをゲーム感覚で練習できるSSTは，とてもべてるの家の雰囲気に合っており，伊藤は[10]，このような取り組みについて「人が人として，自分を助け，他者と助け合って行くための数々のしかけが，べてるにはたくさんある」

浦河べてるの家における実践とナラティブ・アプローチの理論的統合の試み

と述べている。SSTでは，練習を行っていく際のルールとして，「嫌なときはパスできます」「人のいいところを探しましょう」など，語ることへの不安や恐怖をもたずに参加できる点が特徴である。

山本は[10]，CBTの問題解決技法とべてるの家におけるSSTとの比較を行い，CBTで行う問題解決技法の，①問題を受け入れる，②問題を具体化する，③現実的な目標を立てる，④目標を達成するための手段を考える，⑤実行計画を立てる，⑥計画を実行し結果を検証する，といったプロセスが，「問題だらけのべてる」ではSSTのなかでスムーズに行われいるという。そのうえで，CBTにおける問題解決技法とべてるの家における問題解決技法は，もととなるプロセスは非常に似ているが，CBTが一方向的であるのに対して，べてるの家では双方向的，多層的で，しかも自然に行われているという相違点があることを指摘している。

さらにCBTには，認知の修正に用いる認知再構成法という技法がある。これは，クライアントの歪んだ認知を合理的な認知に修正する技法であるが，ナラティブ・アプローチにおける「リフレーミング」に共通する部分があると考えられる。ただしリフレーミングは，考え方それ自体を合理的なものにするのではなく，意味を規定する既存の枠組みに対して，別の枠組みを提供し，結果として意味全体を変えることを意図している。こうした，出来事や思考の意味を多層的かつバランスよく考えていくことが，CBTとナラティブ・アプローチにおける方法論に共通しているところであると考えられる。

べてるの家におけるドミナント・ストーリーとオルタナティブ・ストーリー

ナラティブ・アプローチでは，「語り」とは過去からの流れのなかでとらえてきたクライエントの「物語」であり，問題が染み込んだストーリーであるドミナント・ストーリーをクライエント自身が新たに再構成するオルタナティブ・ストーリーへと変容させていくことをめざしていく。

べてるの家では，全国から精神障害を抱えた人々が集まってくるが，べてるの家に来るまでは「精神障がい者」というドミナント・ストーリーを強固に保持していた人が多い。

清水里香さんは[11]，スーパーの新入社員として働いていたころに発病し，幻聴が出現した。自分というものにまったく自信がもてず，会社に行けなくなり，辞めざるを得なくなった。その後，引きこもりになったことで，自分を責めるような言葉が次々と頭に浮かび，「自分で自分をいじめることをやめられない」状況だったという。しかし，浦河に来て，川村医師から「あなたは，浦河が求めていた人材です」と言われ，べてるの家の人々に受け入れられた。そのことで「ダメなままの自分でいいんだ」と思えるようになってきたという。そして，いまでは「今までの苦労は意味があった事なんだ。病気になって良かった」とまで思えるようになっている。これは，幻聴という症状がなくなったということではなく，「病気の症状で自分に自信がもてない。このままの自分では意味がない」というドミナント・ストーリーが，「このままの自分でも受け入れてくれる。病気であることの自分に価値がある」というオルタナティブ・ストーリーへと変わっていったものと考えられる。

精神障がい者のドミナント・ストーリーは，発病してからの

REPORT

自分を肯定できず,症状に振り回され,社会的交流も減少し,家族も自分も疲弊するなかで,病気に対する理不尽な思いをもつことによるものがほとんではないだろうか。

自宅に火をつけ全焼させたこともある松本さん[13]は,幼いころより父親からの厳しい躾を受けてきた。親との葛藤に悩み,べてるの家に来るまでは,気に入らないことがあると爆発して,ものを壊したり,親に暴力を振るって何度も入退院をくり返していた。べてるの家に来てからもそれは続いていたが,物を壊したり,暴力を振る「爆発」という行動に対して,彼はスタッフとともに当事者研究を行ったのだ。そのなかで「爆発」の否定的な面だけを見るのではなく,「爆発」は,彼にとっては自己主張であり,もっと大きな事件を起こさないためのストレス発散の表現であったことに気づいていった。そこで「爆発」を抑制するのではなく,怒りを言語化して自分を表現するなどの健全な爆発を早めにするという対処法を得ることで回復していった。こうした,いわゆる精神症状の抑制が効かないことによる暴力を,自己表現の一種という意味づけに変えることで,新たな対処法を考えていくことができたのである。

おわりに

以上,ナラティブ・アプローチの視点からべてるの家の実践の意味を考えてみたが,精神障がい者のもつ語りを最大限に治療の道具として活かしてきたべてるの家の実践は,ナラティブ・アプローチそのものの実践といえるのではないだろうか。

訪問の際も,べてるの家の利用者の方々がさまざまな場所へ案内してくれたり,朝のミーティングや当事者研究を実際に見学し,彼らのもつ語りにあふれた豊かな世界観に触れることができた。また,カフェで開かれたウェルカムパーティーでは,障害の有無など関係ない,ボーダレスでアットホームな,誰にとっても心地よい空間が広がっていた。

「病における専門家は誰なのか」という問いや,病気に対する視点の転換を行うなかで,当事者性を強調することが病の意味を新しくとらえることを可能とし,生き方の転換につながることが理解できた。

〈引用・参考文献〉

1) 野口裕二:物語としてのケア―ナラティブ・アプローチの世界へ. 医学書院, 2002.
2) White, M.,& Epston ,D.(1990). Narrative means to therapeutic ends. New York: W. W. Norton./小森康永訳:物語としての家族. 金剛出版, 1992.
3) Monk, G., Winslade, J., Crocket, K., Epston, D.(1997):Narrative Therapy In Practice; The Archaeology of Hope, John Wiley & Sons, Inc./国重浩一,バーナード紫訳:ナラティブ・アプローチの理論から実践まで―希望を掘りあてる考古学. 北大路書房, 2008.
4) 秋山薊二:社会構成主義とナラティブ・アプローチ―ソーシャルワークの視点から. 関東学院大学人文科学研究所報, 27, 2004.
5) Anderson, H. & Goolishian, H.(1988):The Client is the Expert; A not-knowing approach to therapy. In McNamee, S.& Gergen, K. J. eds./野口裕二,野村直樹訳:クライエントこそ専門家である(『ナラティブ・セラピー――社会構成主義の実践』所収). 金剛出版, 1998.
6) 浦河べてるの家:べてるの家の「当事者研究」. 医学書院, 2005.
7) Peplau H. E著,稲田八重子,小林富美栄,武山満知子他訳:人間関係の看護論―精神力学的看護の概念枠. 医学書院, 1973.
8) 大高庸平,いとうたけひこ,小平朋江:精神障害者の自助の心理教育プログラム「当事者研究」の

浦河べてるの家における実践とナラティブ・アプローチの理論的統合の試み

構造と精神保健看護学への意義—「浦河べてるの家」のウェブサイト「当事者研究の部屋」の語りのテキストマイニングより. 日本精神保健看護学会誌, 19(2), p.43-54, 2010.
9) いとうたけひこ, 小平朋江, 穴澤海彦他：タイダルモデルと浦河べてるの家—英国と北海道から生まれた精神障害者のためのコミュニティ的人間関係援助. 和光大学現代人間学部紀要, 3, p.197-207.
10) 伊藤絵美, 向矢地生良編著：認知行動療法, べてる式。医学書院, 2007.
11) 浦河べてるの家：べてるの家の「非」援助論—そのままでいいと思えるための25章. 医学書院, 2002.

● 情報BOX

▶第34回日本看護科学学会学術集会

【日時】11月29日（土）〜30日（日）【場所】名古屋国際会議場（愛知県名古屋市）【テーマ】看護ケア学の構築を目指す—研究成果を臨床へ【大会長】鎌倉やよい（愛知県立大学）【プログラム】会長講演「看護ケア学構築へ向けての展望」／特別講演Ⅰ「看護ケアを科学する方法論の構築—褥瘡ケアの体系化を目指して」真田弘美（東京大学）／特別講演Ⅱ「行動の原理からみる看護環境のアレンジ」坂上貴之（慶應義塾大学）／教育講演Ⅰ「ケアの効果を測定するシングルケース研究法」井上雅彦（鳥取大学）／教育講演Ⅱ「脳卒中患者の背面開放座位ケアプログラム—開発・還元・定着のプロセス—そして課題」大久保暢子（聖路加国際大学）／シンポジウムⅠ「実践の課題を研究へ—看護ケアプログラムの開発」／シンポジウムⅡ「看護ケアプログラムのイノベーションに向けた方略」／ワークショップ／一般演題／交流集会／市民フォーラム／ナーシング・サイエンス・カフェ／など
【参加費】会員：事前10,000円, 当日12,000円／非会員：事前12,000円, 当日14,000円／学生3,000円【事前参加申込期間】10月3日（金）まで【申し込み方法】詳細はhttp://www.c-linkage.co.jp/jans34まで
【問い合わせ先】運営事務局　（株式会社コンベンションリンケージ内）
TEL：052-262-5070　　FAX：052-262-5084　　E-mail：jans34@c-linkage.co.jp

喪失と再生に関する私的ノート
[NO.6 マブダチ作戦と保健所の仕事]

NPO法人相双に新しい精神科医療保健福祉システムをつくる会
相馬広域こころのケアセンターなごみ所長／精神科認定看護師
米倉 一磨 よねくら かずま

復興の兆しとマブダチ作戦

　3月上旬から4月上旬にかけて，相馬市のアジトに精神科看護出版の方や精神科認定看護師の仲間である福島市の医療法人慈心会村上病院の小成祐介さん（現・社団医療法人新和会宮古山口病院），土屋徹先生（オフィス夢風舎）が訪ねてきてくださった。4月20日に，政府の命令により自由に警戒区域に入ることができなくなることが決まり，浪江町の精神障がい者の作業所『コーヒータイム』（現在福島県二本松市で再開）の橋本由利子所長が，自宅に置いてきた物を取りに行くかどうかで迷っていました。おそらく，橋本さんの気持ちは，〈いまは一時的な避難で相馬市にいるが，近い将来，古里の浪江町に帰れるようになる。そう思う反面，もし閉鎖されてしまったら」と，戻れない現実を突きつけられ深い喪失感に苛まれていたのかもしれません。つまり，実家から必要な物を持ち出す行為は，わずかな帰還の望みをみずから捨てる行為だったのです。

　私は，一刻も早く橋本さんには，前向きな気持ちになって『コーヒータイム』を再建してほしかったのです。そこで4月20日の封鎖前に『コーヒータイム』に向かう計画が決まりました。作戦名「マブダチ作戦」の始まりです。この作戦は，支援者を変え，2回，3回と続きます。この作戦によってこの小さな福祉事業所は福島県二本松で再開を迎えます。小さな力が人のつながりによって大きな力になる。「震災があっても人とのつながりは崩れない」。何かが動き始めました。

　浪江町には人通りはほとんどなく，荒れ果てた路面が続きました。原発から約数キロの橋本さんの自宅にたどりついてみると，屋内は地震の影響で家具が倒れており，とりあえず当面必要な物を集めました。仏壇の位牌を見つけた私は橋本さんに，「しばらく来れなくなるかもしれないので，持ち帰ったら？」と提案しました。それを目にした橋本さんは，しばらくの間，「これは自宅を見守ってくれるかも」と言い，拒み続けました。余計なお節介とわかっていながらも，私はまた同じことくり返しました。しばらくの沈黙の後，意を決した様子で「持ち帰ろう！」と言い，大事そうに握り締めました。このとき，家があっても帰れない避難者の複雑な気持ちが，深く私の胸に刻まれました。

　帰りの車内は，静かでした。この地区が閉鎖されることによって何万人という住民が，避難者となることを明確に自覚させられる日が始まるのです。この後，保健所のスクリーニングを受けて帰りました。

保健所の仕事

　このときの私は、ボランティアを行いながら「原発事故が悪化したら撤退しよう」と思っていました。しかし、地元の復興への思いと、支援者のエネルギーが福島の再生につながりつつあることを感じはじめ、使命感が湧き出てきました。そして福島県立医科大学の心のケアチームのボランティア活動を続けていくうちに、同活動を行う保健所から、被災地雇用の臨時技術員の仕事の誘いを受けました。こうして6月15日から保健所の職員として、新たな職歴が刻まれました。私は、「働いてお金を得ること」の幸せを身に染みて感じました。

　保健所の仕事は、ボランティアで行っていたことと変わりなく、避難所巡回と失われた精神科医療（一時的にこの地域では、精神科病院、診療所がゼロになった）を補完するための公立相馬病院臨時外来の補助でした。週替わりで支援に入るボランティアチームは、学会、個人、県単位など形態はさまざまでしたので、チームが入れ替わるたびに、オリエンテーションを行い、チームをコーディネートしなければなりません。私は、この土地の住民ですから、方言は熟知しているのですが、福島弁でも地域差があるので、外部の支援者は苦労したようです。1つだけ悔しいこともありました。放射能汚染の健康被害がまだ不明確だった南相馬市には入れないという意向を示すチームが多かったことです。「私は、南相馬市に住む住民です」。そう言いたかったですが、支援者の安全の保障は仕方がないと思い、胸にとどめました。

　私が初めて訪問した避難所は、建物が使われ

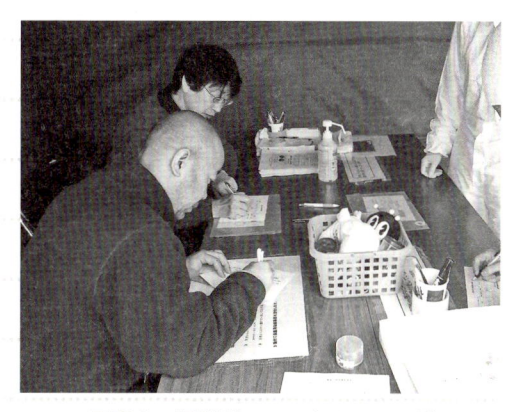

写真1　保健所でのスクリーニング

なくなった相馬市の旧相馬女子高でした。南相馬市から、酪農やペットに餌をやりに避難区域に通う住民や、避難先を決めかねている住民が多くいました。水道もなく震災でヒビが入った建物の中にコミュニティがあり、みんな協力しあって生活していました。異常な事態ですが、助けあいの精神が確かにありました。

　「心のケアが必要ありませんか」というスタンスでは、だれも心は開きません。ボランティアの医師と薬が入った段ボールを抱え、血圧を測定し、不眠や生活習慣病の有無を聞き、必要なら処方する。何度か足を運ぶうちに、震災の苦悩を語りはじめます。「私は、まだマシなほうだ」「家が無事なだけましだ」。そんな言葉からは、東北人の我慢強い性格を感じました。

　相馬市では、仮設住宅の入居が6月には進み、最初に巡回した避難所も閉鎖され、住民は希望した避難先に移動しました。このころから、24条通報が増加しはじめ、精神障がい者の急性期対応も忙しくなってきました。

（次号に続く）

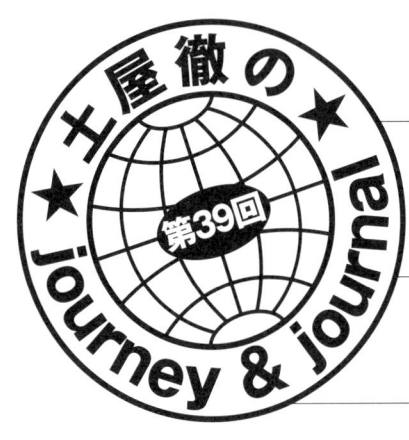

土屋徹の journey & journal 第39回

30年が経って……

土屋徹, office 夢風舎 舎長。その他, クリニックに勤務しながらフリーランスとして全国を飛びまわり, 精神保健福祉関連の研修を行う土屋さんが,〈個人的に肌で感じた〉, 看護師さんが知っておいて損はない精神保健医療の動向とニーズを紹介します。

思い出から

早いもので, 今年の3月31日で私がこの業界に入って30年が経ちました。まさか自分がこんなに長くこの業界で働くことができるなんて思ってもいませんでした。

私は高校生のころ, 登校2日目に部活の先生からあることで怒鳴られ, なんとなく学校に行きたくないという気持ちになり, 学校に行かない日が何日も続きました。高校には不登校はないので, 早々に辞めようかな……とも思ったこともあったのですが, なんとなく学校に行ったり行かなかったりという日々をズルズルと3年間過ごしてしまいました。あ, 自慢話があるのですが, 高校生の3年間の通知表はオール1と言っていいくらいの成績でした。なかなかオール1なんてとれないですよね（笑）。

このまま, ずっとこの調子で

そんな高校生活でしたが, 中学生のときの夢は『体育の教師』になることでした。志をもって入学した高校だったのですが, 先に書いたような成績や態度だったので, 大学受験は無理だと言われ, 専門学校にも行くこともできず, 就職は「自分で探してこい」と進路担当の先生に言われました。そんなときに, 知りあいのおばさんから「行くところがなかったら, うちに来なさいよ」と誘われたのが, 精神科病院でした。もちろん, 看護師なんて言葉も知らず……想像もつかない状況のなかで看護学校を受験して通学することになり,「18歳の勤労学生」という肩書きが生まれたのです。いまでも忘れることができないのですが, 学校の成績を見た上司から「授業についていけないなら辞めてもいいぞ。看護はそんなに甘くない」と怒られたことがあります。夜中に遊びに行ったりすることも多かったので, 朝の申し送り中に居眠りをして怒鳴られたこともありました。その後はなんとか准看護師の資格をとったので, 毎月の給料は確保できたのです。病院では急性期から高齢者, そして慢性の患者さんのいる病棟などをまわり,"白衣の天使"として日々過ごしていました。

休みの日は趣味に多くの時間を使い,「このまま, ずっとこの調子で生活をしていければいいな」と思っていたのです。

『SST』との出会い

そんなときに, ちょっとかっこいい言い方ですが『SST』と出会いました。診療報酬の枠組みに入ったとのことで, 病棟でやらなければならないというくらいの感覚で始めました。もちろん, 勉強はしてませんから, めちゃくちゃなことをしていました。思い出すだけでも恥ずかしくなってしまいますが, 患者さんを部屋に集

めてなんとなくお茶を飲んでいたり，あいさつの練習と言って「おはようございます」とみんなで何回も復唱したりしていました。まあ，『適当にやっていれば……』という思いもあったのですが，あることがきっかけとなり，SSTを奥深く学ぶために1年半毎週のように師匠となる先生のもとへ通うことになったのです。

　その後，病院ではいろいろありましたが，就職して15年で辞めることになり，縁あって国立精神・神経センター精神保健研究所で10年間，勉強の機会をいただくことになりました。研究所はそれまで自分が経験したことのないような世界でした。日本でも有名どころの大学の先生や，博士課程で論文を書いているような方々と一緒になっていろいろなことに取り組みました。最初は『2年くらい勉強をさせてもらって，また病院で働こうかな』なんて思っていたのですが，ACT（包括型地域生活支援プログラム）を日本で初めて行うことになり，長く留まることになったのです。

　研究所ではACTだけでなく心理教育やひきこもりの支援などなど，いろいろな取り組みを学ばせていただきました。ACTでは，日本で最初のチームのチームリーダーを体験させていただき，病院で働いていたときの自分とはかなり違う自分をつくっていったのです。心理教育やACTなどの取り組みについては，いままでに雑誌などで書いたりしていますので，よかったら探して見てみてください。

　そういえば，研究所で学んでいたときに思い出に残っていることがいくつかあります。1つは，ある看護系の研修会を頼まれたときに「土屋さんは全国の准看護師の目標なんですよ。准看護師だってがんばればいろいろなことができるし，看護師さんに負けないくらいのこともできるんです。ですから今後もいろいろな取り組みをして，准看護師だってがんばればいろいろできるんだって示してほしいのです」と言われたことです。それまで，こころのどこかに資格や学歴のなさにこだわっていた自分がいて，自己紹介をするのが恥ずかしかったということもありました。学歴を得るために，知りあいの勧めもあって，筑波大学の大学院を受験したりしたこともあったのですが，その言葉が「自分は自分なので，資格や学歴にこだわらず前に進んだらいいんだな」と思えるきっかけになったのです。あ，筑波大学はもちろん落ちましたが。

　現在はフリーランスとして日々を過ごしています。どこかに所属するのもいいかなと思うことありますが，自分の意思を変えられたり，人とやりとりすることが苦手なので，フリーランスで働いているということもあるかもしれません。「SSTをやっているから対人関係は上手でしょう」なんて言われますが，人とかかわることが苦手でわがままな自分なのです。

　30年の間にはほかにもさまざまなエピソードがあります。機会があったら書いてみたいと思います。あ，そうそう，30年なんてこの世界ではまだまだ"ひよこさん"ですよね。自分よりも長く働いている人もいるし，足元にも及ばないと実感することもたくさんあります。ひよこが親鳥になるのはいつかなと思いながら，好きなことを追い続けていくことのできる自分を大切にしていこうかなと思います。

ブログ，よろしかったら見てください→
「つっち～のお部屋　私のつぶやき」
http://tuchi-t.cocolog-nifty.com/

坂田三允の

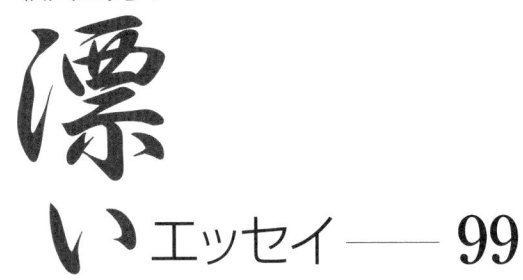

漂いエッセイ——99

夜は長い

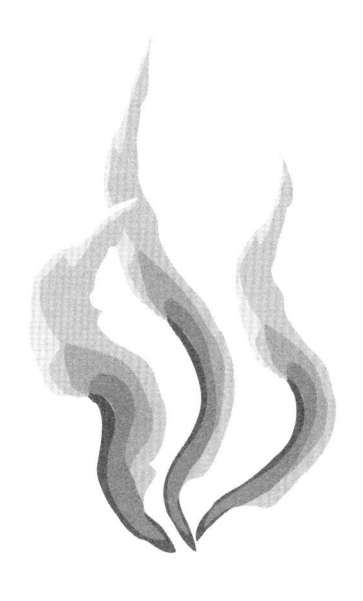

新しい旅立ちの季節に、ひょんなことから私はまた新しい職場に移った。新しい職場は函館にある。寒さと雪の多さに耐えられず名寄から逃げ出した身でありながら、また北に行くのかいと思わないでもなかったが、老害を撒き散らして、早く辞めてほしいと思われる前に身の振り方を考えなければと思っていた矢先に、1年か2年という期限つきのお仕事が舞い込んできたのである。新しい職場は、嘱託という身分でもあり、1年か2年であればそれほど大きな害は及ぼさないですむであろうと思い、2つ返事で引き受けた。

新しい場所に移るのは大好きである。仕事の内容が変わるのはもちろんのこと、新しい場所でいろいろな人に出会えることも大好きなのだが、今回はちょっと勝手が違った。いや、前回名寄から引っ越したときにもその兆しはあったのだが、歳とともに引越しという大仕事がだんだんしんどくなり、準備が進まなかったのである。身軽になろうと、さまざまなものを捨てているはずなのに、増えていくガラクタを前に出るのはため息ばかりという日が続き、引越し屋さんに連絡したときにはすでに「4月の中旬を過ぎなければ無理です」と言われてしまったのだ。

嘱託という身分で、週に3日半。これまでの職場で遣り残した仕事もあるので、そちらにも顔を出さなければならない状況である。しばらくはホテルでもいいかと思ったのだが、それももったいないなあと思い、ちょうど冬物の特売で安価な布団が手に入ったので、宿舎で寝泊りすることにした。そして新しい発見。「夜は長い」ということだ。布団と瞬間湯沸かし器しかない部屋にぽつんと座っていると、時の過ぎるのがとても遅く感じる。5時過ぎに職場を出て、スーパーに寄り道をしても、6時前には家に着く。夕飯の支度といっても、道具がないのだからお湯を沸かしてインスタント味噌汁を作るのみ。買ってきたサンドイッチまたはおにぎりを主食にして、おかずも出来合いのものを床に並べるだけ。味気ないのは仕方がないが、何もすることがない状況には本当に困った。

坂田三允
さかた みよし
多摩あおば病院看護部顧問（東京都東村山市）

Miyoshi SAKATA
TADAYOI ESSAY

　ぼ〜っとしていることができない「私」の再発見である。
　ぼ〜っとして時を過ごすことが苦手なことは昔からわかっていた。ついこの間も，そんなことがあったばかりだ。2人目のひ孫が生まれて，退院した日のことである。10時に迎えに来てほしいと孫に頼まれて出かけたのだが，母親の診察や子どもの診察があるからしばらく待ってくださいと言われて，荷物も何もない片付いた部屋に3人が取り残された。1時間は待たなかったと思うのだが，そのときも私は何もすることがなくて，動物園の白熊状態になっていたのだった。「あら，こんなに待たされるんだったら，本でももってくればよかったわ」などとぶつぶつ言いながら，部屋の中を行ったり来たり。「ババって本当にじっとしていることができないんだね」と孫にさんざんからかわれたばかりである。
　でも，私は待つことが苦手なわけではない。じっとしていることができないわけでもない。たとえば，喫茶店で人を待つ。それは簡単だ。というよりも好きだ。本を読んだり，窓から外を眺めて，通りを歩く人を見る。その人の人生を空想する。白昼夢に浸る。これは得意だ。人を待つということだけでなく，事故などで，電車や飛行機が遅れていつ出るかもわからないような状況で出発を待つというのもそれほど苦にならない。それなのに，1人で過ごした夜が長くて困ったのはなぜだろう。白昼夢に浸ることと，ぼ〜っとしていることに大きな違いはないような気もするし……。同僚に「テレビもなくてつまらないのよね」と言ったら，「テレビっ子ですか？」と聞かれ，返事に困った。決してテレビが好きなわけではない。テレビをつけ，何か引っかかる言葉があれば見る，という程度のものでしかない。言葉は流れていても，私にとって意味のある言葉でなければ，見ようとは思わない。だとすれば，ぼ〜っとテレビを眺めていることと，単にぼ〜っとしていることにも大きな違いはないだろうとも思うのだ。
　もしかしたら，それは，かっこよく言えば自由であること，あるいはそんなにかっこいいことではなく勝手気ままということと関係するのかもしれない。何もやることがないのではなく，単にやらなければならないことや，やりたいことがいっぱいあるのにそれができなくて困ったということなのかもしれないということに思い至った。
　人を待つとき，あるいは電車が時には遅れることは，私にとって想定内のことだから，時間をつぶすのに困らないものをもち歩く。しかし，ひ孫を迎えに行ったとき，私のなかでは待たされることは想定外のことだった。私はそのとき自由に時間をつぶすことができなかったのだ。そして夜は私にとって，いちばん自由な時間であるはずのものなのに，慣れない環境で馴染みのものが何もなくて戸惑ったということなのだろう。
　現実とのかかわりが少ない，あるいはまったくないかもしれないけれど，強制的に入院させられた患者さんたちもきっと戸惑ったり困ったりしたこともあるのだろうな，そんなことにも思いを馳せた体験だった。

本との話

小瀬古伸幸 こせこ のぶゆき
訪問看護ステーションみのり
精神科認定看護師 うつ病看護領域（大阪府門真）

生活習慣病としての うつ病

井原 裕 著
弘文堂　定価（本体3,400円＋税）　2013

うつ病看護を転換するための指南書

　みなさんは「うつ病」と聞いてどんな患者を思い浮かべるだろうか。几帳面で責任感が強く、努力していく過程で疲労し、抑うつ症状や興味・喜びの喪失があらわれた人たちを想像するのか。それとも抑制症状はなく、回避行動が見られ、他者への攻撃性が伴い薬だけではどうにもならない人たちを想像するのか。おそらく、臨床家の多くは後者の人たちを想像するのではないだろうか。また、そうした人たちに対し、従来の「内因性うつ病」をモデルとした傾聴・共感・休息などの看護を実践したものの、うまくいかなかった経験のある方も少なくないだろう。かく言う私もそんな経験をしている1人である。

　そんなとき、本書の著者の論文と出会い、私の看護は「うまくいかなかった看護」から「患者が元気になり笑顔をみせる看護」へと変化していった。本書は、そうした著者の一連の論文に加筆・修正を施し1冊にまとめたものである。

　著者は精神科医であるが、その療養指導には看護と共通する部分が多い。それは、著者がうつ病を「生活習慣病」として再考しているからだと私は考えている。その療養指導とは難しい技術ではない。精神科看護師ならば誰もが兼ね備えている技術である。しかし、その技術を有効的に使うには、従来のうつ病看護の考え方を転換する必要がある。その具体的な内容について本書は指南してくれている。

フィジカルを整えるところから

　うつ病というと心の問題を中心にとらえられがちだが、著者はメンタルよりもフィジカルを整えることをまず優先する。もちろん、これまでも重度のうつ病の場合には、食事や睡眠のセルフケアが低下していることが多いため、フィジカルを中心に援助をすることが多かった。しかし、冒頭でイメージしてもらった現代のうつ病の人たちへの看護をあらためて想像してみてほしい。患者の悩みを聞き、心理・社会的要因へのアプローチからはじめてしまいがちではないだろうか。

　ここで考え方を転換する必要がある。たとえば、会社の上司の叱責をきっかけにうつ病という診断のもと休職をした患者がいたとしよう。よくよく話を聞くと、その患者は「夜はオンラインゲームをして夜中の2時から3時に寝て昼ごろに起きます」といった生活状況にあったとする。そのような生活状況下にある患者から心の葛藤を引き出してしまうと、かえって収拾がつかなくなってしまうだろう。なぜなら、睡眠・覚醒リズムによって生体内の日内変動をコントロールしようとしており、自律神経系やストレスホルモンといわれる副腎皮質ホルモン、免疫系などに変調をきたす可能性が高いからである。ごく簡単にい

BOOK REVIEW

えば，寝不足だと体調が悪くなるといった，誰にでも理解できる常識的なファクターである。自分のことに置き換えて考えてみるとよくわかる。睡眠不足で体調不良のときは，イライラして怒りっぽくなり，集中力も低下してくる。そのような状態のときに適応的な思考を導きだすことは，誰であっても難しく感じるのではないだろうか。つまり，寝不足の状態でなんの戦略もなく傾聴や支持を実践すると，あらゆる言語化が侵襲的となり，抑うつも焦燥も強まる可能性が高い。そうした傾聴をするならば，まずは寝不足の害を説けというのが著者の考えである。患者のそばでケアすることの多い看護師であれば，臨床的経験からこの考えに賛同できる人が多いのではないか。

均衡を重視すること

しかし，そう言ったからといって，最初から心理・社会的要因についてすべて無視するわけではない。著者は随所で症状よりも生活を診ることの重要性を強調している。つまり，精神病理的な部分に焦点をあてるのではなく，人としてどのような生活を送り，どのようなテーマで苦しんでいるのかを理解する必要がある。

そのことをアセスメントするヒントとして，本書では「スピリチュアルなこと（人生の意義・価値・目的にかかわること）」と「アクチュアルなこと（具体的な生活にかかわること）」を取り上げ，その均衡を重視すべきと述べている。臨床で看護をしていると，どちらか一方の側面を強調しがちだが，その均衡が保障されなければ患者は満足しない。先述したオンラインゲームに没頭し昼夜逆転の事例であれば，睡眠相の後退がアクチュアルな問題にあたる。この問題へのアプローチとしては，起床の時刻と就寝の時刻に訪問し，睡眠相の後退について本人に認識してもらう必要がある。上司のせいでうつ病になったからといって，夜中にオンラインゲームに没頭し昼まで寝ているということを，いつまでも会社が許すはずはない。いずれ復職するつもりであれば，オンラインゲームを控え，睡眠相の安定に協力してもらわなければならない。

一方，スピリチュアルなアプローチとしては，会社へ入社したころのやる気や意欲を一緒に確認しつつ振り返ることがあげられる。誰にでも，そういったやる気に満ち溢れている時期は必ず存在する。この振り返りを行う過程を経ることで，会社へ復帰したときの厳しい現実にも目を向けさせることができ，未来への期待を確認することもできる。それは患者にとっては苦しい作業かもしれないし，そこで看護師ができることも限られているだろう。しかし著者は，スピリチュアルな側面に関して「自分の人生に関心をもっている治療者がいることをわからせるだけで十分である」と述べる。こういったアクチュアルな側面とスピリチュアルな側面を理解したうえで，その一端を看護ケアに取り入れることができれば，それは患者が自分の足で立ち，歩いていく勇気と希望を取り戻す援助になると私は考えている。

Book of the month
書籍紹介

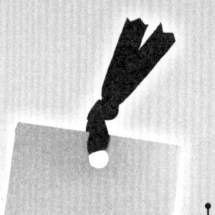

シリーズケアをひらく
カウンセラーは何を見ているか
信田さよこ 著 医学書院 定価（本体2,000円＋税） 2014

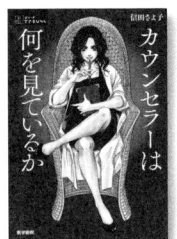

若き日の精神科病院体験を経て開業カウンセラーの第一人者になった著者が「見て」「聞いて」「引き受けて」「踏み込む」ノウハウを開陳します。（帯より）

造反有理
精神医療現代史へ
立岩真也 著 青土社 定価（本体2,800円＋税） 2014

1960年代，精神医療批判の運動があった。それは当時の社会変革運動の流れに深く関わりながら，従来の制度や治療法への激烈な造反として噴出した。（中略）いまだ正解の見えない精神医療と社会に鋭いメスを入れる，圧巻の現代史。（帯より）

子どもと家族の認知行動療法5
強迫性障害
P.ウェイト T.ウィリアムズ 著／下山晴彦 監訳
誠信書房 定価（本体3,200円＋税） 2013

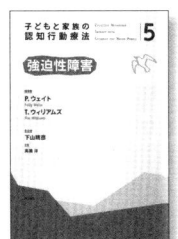

本シリーズ『子どもと家族の認知行動療法』は全5巻で構成され，多様な症状に対応した包括的，かつ実践的な認知行動療法の手引書です。（「日本語版への序文」より）

やわらかアカデミズム・〈わかる〉シリーズ
よくわかる障害学
小川喜道 杉野昭博 著
ミネルヴァ書房 定価（本体2,400円＋税） 2014

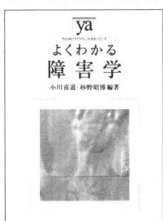

本書は，支援にとってもっとも重要ながらあまり顧みられることがなかった視点，すなわち支援技術がいかに必要とされているのか，どんな人がなぜその技術を必要としているのかを学ぶことができる，これまでにない障害学入門書である。

新訂 統合失調症とのつきあい方
対人援助職の仕事術
野坂達志 著 金剛出版 定価（本体2,800円＋税） 2014

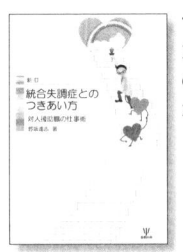

セラピストでありソーシャルワーカーである著者が，面接テクニックのノウハウを公開した，このうえもなく実践的な臨床指導書。（帯より）

医療福祉総合ガイドブック2014年度版
NPO法人日本医療ソーシャルワーク研究会 編集
医学書院 定価（本体3,300円＋税） 2014

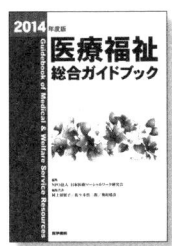

医療・福祉サービスを利用者の視点から一覧できるガイドブックの2014年度版。医療・福祉制度の理解のために解説を見直し，最新情報もフォローし大幅刷新！ 相談に素早く，確実に対応し，利用者の生活に寄り添う保健・医療・福祉関係者必携の1冊。

統合失調症が秘密の扉をあけるまで
新しい治療法の発見は，一臨床家の研究から生まれた
糸川昌成 著 星和書店 定価（本体1,400円＋税） 2014

一人の患者さんとの出会いから，遺伝子のフレームシフトが見つかり，カルボニルストレスの発見に至る。著者はピリドキサミンによる治療を開始する。睡眠時間を極限まで削っての治験の日々。そして驚くべき結果が！！（帯より）

境界性パーソナリティ障害をもつ人と良い関係を築くコツ
家族，友人，パートナーのための実践的アドバイス
シャーリ・Y・マニング 著／荒井秀樹 監訳
星和書店 定価（本体2,600円＋税） 2014

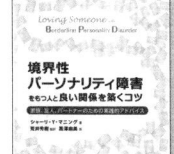

本書はBPDをもつ人の体験している世界を，専門知識のない読者にも分かりやすく，ていねいに説明する。弁証法的認知行動療法（DBT）の治療理論に基づいて，BPDをもつ人と離れずにうまくやっていくうえで必要な知識と技術を提示する。（帯より）

次号予告 NEXT ISSUE
2014年6月20日発売

精神科看護 2014/7
THE JAPANESE JOURNAL OF PSYCHIATRIC NURSING

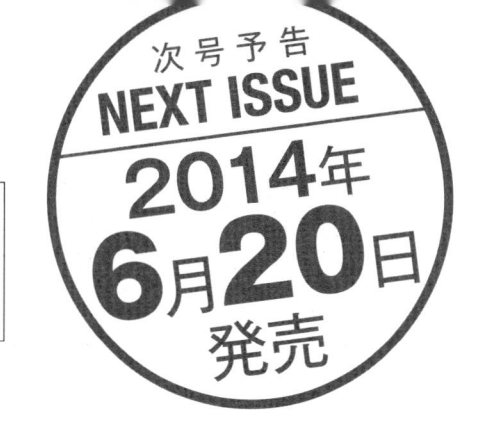

特集 **行動制限最小化はいま，どのように動いている？**

医療政策のなかで行動制限はどのように議論されているか
今後の行動制限最小化に向けて―困難事例への「はじめの一歩」
行動制限に関する新たな課題としての認知症
病院一丸となって，行動制限最小化を

Editing Post Script

◆クローズアップの取材で，毎月全国の精神科病院にお邪魔しますが，病棟に入る瞬間は未だに緊張します。その場に溶け込もうと愛想よく振る舞ってみたりもするのですが，そのことでかえって病棟内における自分の異質さが際立ってしまう……。ベテランカメラマンの大西さんに言わせると「とにかく自然にしていればいい」。それがいちばん難しいのですが，それは武井先生の言う自分らしくグループにコミットすることに通じているのでしょう。　(M)

◆病院の中で行われているグループに参加することがあります。取材者としてどんなものかと参加しているわけですが，時々，発言を求められたりもします。もちろん，あわわ，となるのですが，自分なりに話しあいを追うなかで感じたことを率直に述べると，その意見がまた別の意見につながったり，自分では思いもしなかった反響を見せたりして，俄然，グループ体験（というかその場の力）に我を忘れていきます。以前，「グループって，ハマるんだよ」と話していた方がいましたが，まさにそのとおり。振り返ってみると，やはりなんでも言える，やたらと批評を受けない安全感のあるグループだからこそそうなのでしょうね。　(S)

Staff

◆編集委員
瀬野佳代（医療法人社団恵友会三恵病院）
畠山卓也（公益財団法人井之頭病院）
松岡裕美（東京医科歯科大学医学部附属病院）
南　教司（医療法人北仁会旭山病院）

◆編集協力
南迫裕子（公益財団法人神経研究所附属晴和病院）

◆EDITOR
霜田　薫／鈴木基弘

◆SALES MANAGER
齋藤　翼

◆DESIGNER
田中律子／浅井　健

◆ILLUSTRATOR
BIKKE

◆発行所
(株)精神看護出版
〒140-0001　東京都品川区北品川1-13-10
　　　　　　　ストークビル北品川5F
TEL.03-5715-3545／FAX.03-5715-3546
http://www.seishinkango.co.jp/
E-mail　info@seishinkango.co.jp

◆印刷　山浦印刷株式会社

●本誌に掲載された著作物の複製・翻訳・上映・譲渡・公衆送信（データベースへの取込および送信可能化権を含む）に関する許諾権は，小社が保有しています。

精神科看護
2014年6月号　vol.41　No.6　通巻261号
2014年5月20日発行
定価（本体価格1,000円＋税）
ISBN978-4-86294-165-7

定期購読のご案内　月刊「精神科看護」は定期購読をおすすめします。送料，手数料は無料でご指定のご住所へお送りいたします。バックナンバーからのお申し込みも可能です。購読料，各号の内容，申し込み方法などは小社webサイト（http://www.seishinkango.co.jp/）をご確認ください。

雑誌『精神科看護』広告媒体資料

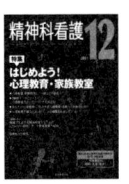

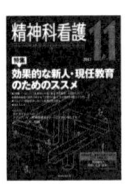

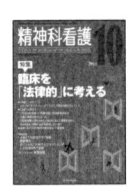

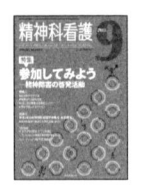

雑誌『精神科看護』は発行より40年余りが経とうとしており，精神保健医療福祉分野で仕事をする看護者に向けた専門誌として広く購読されています。精神保健医療福祉の動向にもとづいた特集，調査報告・研究，精神科看護技術に関する連載，最新の精神医学の解説，関連図書の紹介・書評などを掲載しております。

発行：月間（毎月20日発行／本体価格1,000円）／**発行部数**：7,000部
主たる購読者：主たる購読者：精神科病院（総合病院の中の精神神経科）・保健福祉施設に勤務する看護者，看護師等養成機関で働く教員（看護者），コメディカル等にご購読いただいております。
判型：B5判／**頁数**：80～96ページ／**表紙**：4色／**本文**：2～1色

広告募集中！

雑誌『精神科看護』では随時，広告の募集を行っております。出稿を検討される方は下記の要項，広告料金をご確認のうえお申込ください。なお，掲載希望号がある場合は申込の際に担当者にお伝えください。

❖ **お申込方法**
　お電話（03-5715-3545）にてお申込ください。
　＊掲載号によってはご希望のサイズに沿えない場合がございます。
❖ **広告申込締め切り**
　発行日の50日前（前々月末日）必着
❖ **広告原稿締め切り**
　発行日の30日前（前月20日）必着
❖ **入稿に関して**
　広告原稿はCD-ROMなどを下記の送付先に送付いただくか，メールで送信して下さい。
❖ **ご請求に関して**
　雑誌刊行後，広告掲載誌とともに請求書を送付いたします。

求人広告料金 [掲載場所：表3対向ページ（最終ページ）／色数：1色]

サイズ	囲み枠（天地mm×左右mm）	本文スペース（天地mm×左右mm）	広告料（税別）
1頁	237×151	227×149.5	80,000円
2/3頁	155×151	145×149.5	60,000円
1/3頁	74×151	64×149.5	35,000円
1/6頁	74×74	58×72	20,000円

広告料金

掲載場所	サイズ	色数	寸法（天地mm×左右mm）	広告料（税別）
表4	1頁	4色	190×155	160,000
表3	1頁	1色	226×155	100,000
表3	1/2頁	1色	110×155	50,000
記事中	1頁	1色	220×146	80,000
記事中	1/2頁	1色	102×146	40,000
記事中	1/4頁	1色	102×68	20,000
綴込広告	1枚	設定なし	製品広告	160,000
綴込広告	1枚	設定なし	記事体広告	180,000

送付先　精神看護出版　〒140-0001　東京都品川区北品川1-13-10　ストークビル北品川5F
　　　　TEL.03-5715-3545　　FAX.03-5715-3546　　E-MAIL.info@seishinkango.co.jp